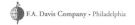
F.A. Davis Company • Philadelphia

物理治疗
临床康复手册

PT Clinical Notes

A Rehabilitation Pocket Guide

编著 〔美〕埃伦·希莱加斯（Ellen Hillegass）

主译 廖麟荣 王于领 〔加〕霍 烽

U0217592

北京科学技术出版社

The original English language work has been published by: The F.A.Davis Company,
Philadelphia, Pennsylvania

Copyright © 2014 by F.A.Davis Company. All rights reserved.

著作合同登记号　图字：01-2020-5954

图书在版编目（CIP）数据

物理治疗临床康复手册 / （美）埃伦·希莱加斯（Ellen Hillegass）编著；廖麟
荣，王于领，（加）霍烽主译 . —北京：北京科学技术出版社，2021.5

书名原文：PT Clinical Notes: A Rehabilitation Pocket Guide

ISBN 978-7-5714-1228-9

Ⅰ.①物… Ⅱ.①埃… ②廖… ③王… ④霍… Ⅲ.①物理疗法–康复–手册
Ⅳ.①R454–62

中国版本图书馆CIP数据核字（2020）第232936号

责任编辑：仲小春　何晓菲
责任校对：贾　荣
图文制作：永诚天地艺术设计有限公司
责任印制：吕　越
出 版 人：曾庆宇
出版发行：北京科学技术出版社
社　　址：北京西直门南大街16号
邮政编码：100035
电　　话：0086-10-66135495（总编室）　0086-10-66113227（发行部）
网　　址：www.bkydw.cn
印　　刷：北京利丰雅高长城印刷有限公司
开　　本：710 mm×1000 mm　1/32
字　　数：364千字
印　　张：11.5
版　　次：2021年5月第1版
印　　次：2021年5月第1次印刷
ISBN 978-7-5714-1228-9

定　　价：68.00元

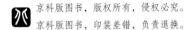

作译者名单

作　者　〔美〕埃伦·希莱加斯（Ellen Hillegass）

主　译　廖麟荣　王于领　〔加〕霍烽

译　者（以姓氏笔画为序）

王　欣　广州健瑞仕健康服务有限公司

王于领　中山大学附属第六医院

李　军　中国人民解放军总医院第一医学中心

欧阳卉熙　香港理工大学

周敬杰　徐州医科大学附属徐州康复医院

胡康杰　宜兴九如城康复医院

廖曼霞　宜兴九如城康复医院

廖麟荣　宜兴九如城康复医院

〔加〕霍烽　加拿大安大略省滑铁卢市康复之
　　　　　手（Hands of Care）物理治疗诊所

廖麟荣

博士、副主任物理治疗师、副教授、硕士生导师

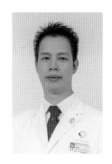

宜兴九如城康复医院康复治疗部主任

香港理工大学物理治疗博士（Ph.D）

南京医科大学康复医学院兼职副教授

赣南医学院硕士生导师

安庆师范大学硕士生导师

中华医学会物理医学与康复学分会康复治疗学组委员，中国康复医学会物理治疗专业委员会老年康复物理治疗学组主任委员、肌骨物理治疗学组副主任委员等

研究方向：运动损伤、骨与关节损伤等疾病的康复评估与物理治疗

王于领

教授、主任物理治疗师、博士生导师

中山大学附属第六医院康复医疗中心主任，客户服务管理处处长

中山大学公共卫生硕士

香港理工大学康复治疗科学系博士

中国康复医学会副秘书长及常务理事，物理治疗专业委员会主任委员

擅长骨关节疾病、运动损伤的临床康复和物理治疗，先后被评为"岭南名医""羊城好医生""广东省实力中青年医生""全国十佳康复治疗师"

研究方向：慢性疼痛的脑网络机制与神经调控，人工智能与疼痛人群大数据等

霍烽

资深肌骨物理治疗专家

加拿大安大略省滑铁卢市康复之手物理治疗诊所（Hands of Care physiotherapy clinic, Waterloo, Ontario, Canada）合伙人

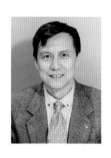

1996年，沈阳医学院临床医学专业本科毕业

1999年，加拿大女王大学（Queen's University）物理治疗专业本科毕业

2003年，加拿大西安大略大学（University of Western Ontario）物理治疗专业硕士毕业

专攻肌骨物理治疗近20年，精通各种肌骨疾病的手法治疗。近年来，利用"枫叶之国话康复"的微信公众号平台，为国内的物理治疗师提供了很多宝贵的指导意见

研究方向：肌骨康复

译者前言

《物理治疗临床康复手册》是一本针对临床物理治疗工作的袖珍指南，作为一本口袋书，它小巧、实用，便于物理治疗师随身携带并查阅。该书原版是由国际物理治疗领域的专家编写而成，贴近实际工作并适用于临床，在国际上有非常广泛的应用。

现今我们联合国内外物理治疗领域经验丰富的专家及物理治疗师等对该书进行翻译，旨在为国内的物理治疗师提供临床帮助，让他们在临床实践过程中通过查阅本书能够快速构建诊疗思维，制定并实施合理的物理治疗方案，为患者提供更好的康复治疗，进而在一定程度上提高我国的康复服务水平。

本书从人体各个系统的常见疾病及功能障碍出发，从诊断、预后、干预、结局等方面为物理治疗师构建一套完整的诊疗体系。在诊断方面，该书可帮助物理治疗师快速评估患者并根据评估检查的过程和最终的数据结果，明确患者的群体、症状及类型，以判断疾病的预后并采取最恰当的干预措施。在预后方面，本书可帮助物理治疗师确定患者通过干预所能达到的最佳康复水平及达到该水平所需要的时间。本书还介绍了如何对患者的状态改变进行再次评估以改进干预措施，以及如何确定是否需要会诊或转介给其他医疗专业人员。本书能帮助治疗师确定物理治疗干预措施对患者的病理或生理状态、活动障碍及功能受限程度、健康风险社会资源及满意度等方面的影响。

付梓之际，感谢所有翻译专家的大力支持，也祈请各位业界同仁不吝指教。相信本书的出版能够为国内的康复治疗师们的临床工作提供帮助及指导，也相信在本书各位编译专家及康复界各位同仁的共同努力下，我国的康复事业一定能更加辉煌！

廖麟荣　王于领　霍　烽
2021 年 4 月

目 录

第一章　评估

诊断

物理治疗师根据评估检查的过程和最终的数据结果，明确患者的群体、症状及类型，以判断疾病的预后（包括治疗计划）并采取最恰当的干预措施。

预后（包括治疗计划）

确定通过干预所能达到的最佳康复水平及达到该水平所需要的时间。治疗计划应包括详细的干预措施及时间和频率。

干预

物理治疗师应有目标和技巧地与患者（及相关人员）互动，并使用多种物理治疗技术使其达到与诊断及预后相一致的改善。物理治疗师针对患者的状态改变进行再次评估以改进干预方法。是否进行再次评估取决于患者是否出现新的临床变化或缺乏功能进展。再次评估也能帮助确定患者是否需要会诊或转介给其他医疗专业人员。

结局

针对患者管理的结果，包括物理治疗干预措施对以下几个方面的影响：病理状态或病理生理状态（疾病、障碍或身体状况）；病损、功能受限及残疾；风险降低或风险预防；健康；社会资源及患者满意度。

检查

检查是指收集病史，系统性回顾后有选择性地进行测试来收集患者数据的过程。初次检查是基于综合性的筛查和特定测试后做出诊断分类的过程。该检查能帮助物理治疗师确定患者是否需要会诊或转介给其他医疗专业人员。

评估

这是物理治疗师基于检查中所收集的数据进行的动态决定性判断的过程。该过程也能帮助物理治疗师确定患者是否需要会诊或转介给其他医疗专业人员。[*]

解决临床问题

1. 确定患者的症状。
2. 确定要处理的症状。
3. 确定相关症状的特征。
4. 按照优先顺序列出待评估的问题。
5. 确定针对这些症状，哪些检查最合适。
6. 进行检查。
7. 解释检查（评估）结果。
8. 建立诊断。
9. 确定目标和治疗方案。
10. 采取干预措施。
11. 评估干预措施的效果。
12. 根据指征改进治疗方案。

患者现病史

主诉和现病史
- 对发病症状的描述
  - 发病时间
  - 损伤机制

---

[*] 惠允引自 American Physical Therapy Association. Guide to Physical Therapist Practice, rev. ed 2. 2003, Alexandria, VA. Fig. 1-4, p. 35.

- 症状持续时间
- 症状加重因素
- 症状减轻因素
- 相关症状
  - 患者的顾虑或需求
  - 既往治疗干预措施

一般人口统计信息

- 年龄
- 性别 __ 男 __ 女
- 种族
- 第一语言
  - 英语
  - 西班牙语
  - 法语
  - 德语
  - 日语
  - 汉语
  - 其他
- 教育水平
  - 幼儿园 - 高中：完成级别 _____
  - 大学
  - 研究生

社会 / 环境史

- 家庭 / 照顾者资源
- 社会支持
- 生活环境
  - 别墅
  - 公寓
  - 老年独立居住公寓
  - 辅助生活公寓
  - 养老院
  - 其他
    - 使用辅助器具或设备
- 出院目的地
  - 回到自己家
  - 其他
- 社会习惯
  - 饮酒 ___ 是 ___ 否　　　如果是 _____ 毫升 / 周

3

- 吸烟 ___ 是 ___ 否　　　　　　如果是 _____ 根／天
  - 如果不是，是否有吸烟史 ___ 是 ___ 否
  - 如果是 ___ 包／天，___ 年之前抽过
  - 社交型毒品服用 _____
- 健身：规律性运动 ___ 是 ___ 否
- 心理状态 ___ 正常 ___ 异常
  - 记忆状态　　　　　　　　　- 抑郁或焦虑问题

雇佣状态／职业

- 在职 ___ 是 ___ 否　　全职／兼职／其他 _____
- 职业 _____
- 退休 ___ 是 ___ 否
  - 如果退休，之前的职业 _____
- 休闲活动 _____
  _____

既往史

- 既往住院史
- 既往手术史
- 既往医疗相关问题
- 既往疾病相关医疗状态
  - 心血管系统　　　　　　　- 内分泌系统／代谢
  - 胃肠道　　　　　　　　　- 泌尿生殖系统
  - 妇科　　　　　　　　　　- 皮肤
  - 肌肉骨骼　　　　　　　　- 神经肌肉
  - 产科　　　　　　　　　　- 心理
  - 肺

家族史

- 家族心血管疾病史（心绞痛、心脏病发作、脑卒中、慢性心力衰竭、周围血管病）_____ 第一次发病年龄 _____
- 家族糖尿病史 _____
- 家族癌症史及癌症类型 _____
- 其他家族史 _____

功能状态
- 目前及既往处于自我照顾及家庭管理状态（如日常生活活动）
- 工作
- 独立
- 自我照顾及家庭管理需要协助
- 照护依赖
- 药物
  - 目前疾病所需药物
  - 其他疾病所需药物

其他临床检查
- 实验室和诊断性检查
- 其他临床发现

危险因素评估

跌倒危险因素	
年龄相关变化	药物
肌肉无力	抗高血压药
平衡能力降低	镇静催眠药
感觉或本体感觉障碍	抗抑郁药
肌肉反应延迟	抗精神病药
时间/反应时间增加	利尿剂
	阿片类镇痛药
	使用超过4种药物
环境	病理状况
光线不好	前庭障碍
小地毯、松软的地毯、设计复杂的地毯	体位性低血压（特别是在早餐前）
	神经病变
杂乱的电线或导线	骨性关节炎
没有扶手的楼梯	骨质疏松症
没有扶手的浴室	视力或听力障碍
湿滑的地板	心血管疾病
障碍物	尿失禁
鞋（拖鞋）	中枢神经系统疾病（脑卒中、帕金森病、多发性硬化）
喝酒	

跌倒危险因素	
其他	
虐待老人 / 侵犯 步态改变（跨步长或步速降低）	不可移动状态 姿势不稳 跌倒恐惧

心脏病危险因素		
冠状动脉疾病危险因素	**：主要 *：次要	+：阳性 −：阴性 Fam：家族史
高血压（收缩压 >140mmHg 或舒张压 >90mmHg）	**	
吸烟（＿ 包 / 天 × ＿ 年）	**	
胆固醇升高 总脂蛋白 >200mg/dl*，低密度脂蛋白 >160mg/ 　dl 和无冠状动脉疾病 或低密度脂蛋白 >100mg/dl 和有冠状动脉疾病 男性高密度脂蛋白 <40mg/dl，女性高密度脂蛋白 　<50mg/dl	**	
久坐的生活方式	**	
家族史（至少父母一方在小于 60 岁时被诊断为 　冠状动脉疾病、心肌梗死或脑卒中）	**	
糖尿病	**	
应激（愤怒 / 敌意）	*	
年龄（老年）	*	
肥胖（男性或女性停经后）	*	
甘油三酯 >150mg/dl	*	

* 血脂蛋白、甘油三酯的新旧单位换算公式为 1mmol/L=0.026mg/dl。

肺部疾病危险因素	
肺部疾病危险因素	+：阳性 −：阴性
吸烟（包 / 天 × 年）	
职业 / 环境暴露	

肺部疾病危险因素	
肺部疾病危险因素	+：阳性 －：阴性
有毒气体吸入：氯气、其他化学气体、甲醛和杀虫剂等	
粉尘：木工、石棉、煤和二氧化硅	
哮喘家族史	
α_1 胰蛋白酵素抑制剂缺陷	
艾滋病 / 急性呼吸窘迫综合征（AIDS/ARDS）	

糖尿病危险因素

- 肥胖
- 年龄增长
- 久坐的生活方式
- 高血压和高胆固醇
- 不健康的饮食习惯（如高糖）
- 有妊娠糖尿病史
- 家族史和基因遗传

皮肤破损危险因素

- 截肢
- 手术
- 慢性心力衰竭（chronic heart failure，CHF）
- 血管性疾病
- 糖尿病
- 神志不清或昏迷
- 营养不良
- 活动水平降低
- 神经肌肉功能障碍
- 肥胖
- 感觉减退
- 周围神经病变
- 水肿
- 多发性神经病
- 炎症

- 瘢痕
- 局部缺血
- 脊髓病变
- 疼痛

深静脉血栓（deep vein thrombosis，DVT）危险因素

深静脉血栓多发于有以下特征的人群。

- 年龄 > 40 岁
- 妊娠或分娩：由雌激素水平变化造成；刚分娩完风险最高
- 长期卧床（缺乏活动）
- 严重的损伤或瘫痪
- 使用带有雌激素的避孕药
- 手术，特别是下肢关节手术或骨盆手术
- 激素替代治疗（hormone replacement therapy, HRT）
- 癌症及其治疗
- 其他循环系统疾病或心脏疾病
- 远距离开车或乘车：长时间制动

深静脉血栓的症状

腿部水肿；皮温升高和皮肤发红；疼痛，站立或步行时明显

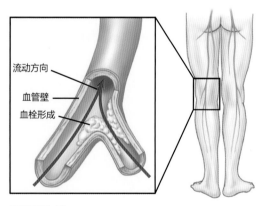

流动方向
血管壁
血栓形成

深静脉血栓

Wells 深静脉血栓风险评分	
临床表现	得分
活动期癌症（治疗中、结束治疗 6 个月内或姑息治疗）	+1
瘫痪或近期下肢石膏固定	+1
近期卧床大于 3 天或近 4 周内接受过大手术	+1
沿深静脉走行的局部出现疼痛	+1
整个下肢肿胀	+1
与无症状侧相比，小腿肿胀大于 3cm	+1
凹陷性水肿（有症状侧下肢更明显）	+1
DVT 病史	+1
浅静脉侧支循环（非曲张静脉）	+1
可做出非 DVT 的其他诊断	-2
总分为各项之和	
高度可能性	≥ 3
中度可能性	1 或 2
低度可能性	< 0

惠允引自 Anand SS, Wells PS, Hunt D, et al. Does this patient have deep vein thrombosis? JAMA. 1998 Apr 8:279 (14):1094–9.

修订版 Geneva 评分　评估深静脉血栓风险

肺栓塞临床诊断概率

0~3 分代表诊断概率低，肺栓塞可能性为 9%

4~10 分代表诊断概率中等，肺栓塞可能性为 28%

>11 分代表诊断概率高，肺栓塞可能性为 72%

预测因素变量	分数
年龄 65 岁或以上	1
深静脉血栓史或肺栓塞史	3
手术或骨折后 1 个月内	2
恶性疾病活动期	2
单侧下肢疼痛	3
咯血	2
心率 75~94 次/分	3
心率 95 次/分或以上	5
下肢深压疼痛和单侧水肿	4

肺栓塞的症状

- 气短（突然改变）
- 深呼吸伴随胸痛
- 咳血痰
- 呼吸频率快速上升和（或）血氧饱和度下降

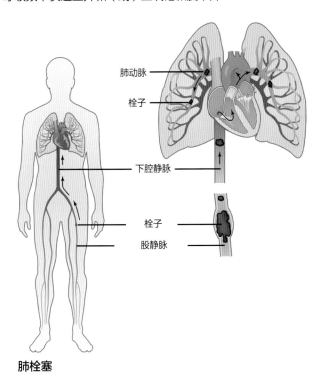

肺栓塞

图中标注：肺动脉、栓子、下腔静脉、栓子、股静脉

系统回顾		
心血管系统 / 肺	正常	异常
静息血压（<140/90mmHg）		
静息心率（<100 次/分）		
静息呼吸频率（<16 次/分）		
水肿		
● 双侧		
● 单侧		
BMI < 25		
皮肤	正常	异常
柔韧性（纹理）		
瘢痕形成		
皮肤颜色		
皮肤完整性		
肌肉骨骼：ROM 和肌力	正常	异常
ROM		
● 上肢		
● 下肢		
肌力		
● 上肢		
● 下肢		
对称性		
身高		
体重		
BMI		

系统回顾		
神经肌肉	**正常**	**异常**
粗大协调运动		
平衡		
● 坐位		
● 站立位		
步态		
移动		
转移		
动作转换		
运动功能 / 运动控制		
胃肠道 / 泌尿生殖系统	**正常**	**异常**
胃灼热、腹泻、呕吐、腹痛		
月经、妊娠		
吞咽		
膀胱：尿失禁、尿急		
肠道：大便失禁		
交流 / 情感 / 认知 / 语言 / 学习	**正常**	**异常**
表达需求的能力		
意识		
预期性情绪 / 行为反应		
学习喜好 / 教育需求 / 障碍		
定向（人物、地点、时间）		
一般健康状况	**正常**	**异常**
不明原因的体重减轻或增加		
发热、发冷、疲劳		

站立平衡测试

患者保持该姿势，不要移动和摇晃。

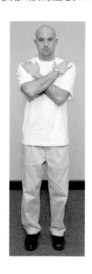

体重指数表

身高(cm)	正常						过重					肥胖										极度肥胖		
BMI	19	20	21	22	23	24	25	26	27	28	29	30	31	32	33	34	35	36	37	38	39	40	41	42
												体重（kg）												
147.32	41.28	43.54	45.36	47.63	49.90	52.16	53.98	56.25	58.51	60.78	62.60	64.86	67.13	69.40	71.67	73.48	75.75	78.02	80.29	82.10	84.37	86.64	88.90	91.17
149.86	42.64	44.91	47.17	49.44	51.71	53.98	56.25	58.06	60.33	62.60	64.86	67.13	69.40	71.67	73.94	76.20	78.47	80.74	83.01	85.28	87.54	89.81	92.08	94.35
152.40	44.00	46.27	48.53	50.80	53.52	55.79	58.06	60.33	62.60	64.86	67.13	69.40	71.67	73.94	76.20	78.93	81.19	83.46	85.73	88.00	90.26	92.53	94.80	97.52
154.94	45.36	48.08	50.35	52.62	54.88	57.61	59.87	62.14	64.86	66.68	69.40	71.67	74.39	76.66	78.93	81.65	83.91	86.18	88.45	91.17	93.44	95.71	98.43	100.70
157.48	47.17	49.44	52.16	54.43	57.15	59.42	61.69	64.41	66.68	69.40	71.67	74.39	76.66	79.38	81.65	84.37	86.64	88.90	91.63	93.89	96.62	98.88	101.60	103.87
160.02	48.53	51.26	53.52	56.25	58.97	61.23	63.96	66.22	68.95	71.67	73.94	76.66	79.38	81.65	84.37	86.64	89.36	92.08	94.35	97.07	99.79	102.06	104.78	107.50
162.56	49.90	52.62	55.34	58.06	60.78	63.50	65.77	68.49	71.21	73.94	76.66	78.93	81.65	84.37	87.09	89.81	92.53	94.80	97.52	100.24	102.97	105.23	107.95	110.68
165.10	51.71	54.43	57.15	59.87	62.60	65.32	68.04	70.76	73.48	75.75	78.47	81.19	83.91	86.64	89.36	92.53	95.25	97.98	100.70	103.42	106.14	108.86	111.58	114.31
167.64	53.52	55.79	58.97	61.69	64.41	67.13	70.31	73.03	75.75	78.02	80.74	83.46	86.18	89.36	92.53	95.25	97.98	101.15	103.87	106.59	109.32	112.04	114.76	117.93
170.18	54.88	57.61	60.78	63.50	66.22	69.40	71.67	74.39	77.56	80.29	83.46	86.18	89.36	92.53	95.71	98.43	101.15	104.33	107.05	109.77	112.94	115.67	118.39	121.56
172.72	56.70	59.42	62.60	65.32	68.49	71.67	74.39	77.56	80.29	83.46	86.18	89.36	92.08	95.25	97.98	101.15	104.33	107.05	110.22	112.94	116.12	118.84	122.02	125.19
175.26	58.06	61.23	64.41	67.59	70.31	73.48	76.66	79.83	83.01	85.73	88.90	92.08	95.25	97.98	101.15	104.33	107.05	110.22	113.40	116.57	119.75	122.47	125.65	128.82
177.80	59.87	63.05	66.22	69.40	72.57	75.75	78.93	82.10	85.28	88.45	91.63	94.80	97.98	101.15	104.33	107.05	110.22	113.40	116.57	119.75	122.92	126.10	129.27	132.45
180.34	61.69	64.86	68.04	71.21	74.84	78.02	81.19	84.37	87.54	90.72	94.35	97.52	100.70	103.87	107.05	110.22	113.40	116.57	120.20	123.38	126.55	129.73	132.90	136.53
182.88	63.50	66.68	69.85	73.48	76.66	80.29	83.46	86.64	90.26	93.44	96.62	100.24	103.42	106.59	109.77	113.40	117.03	120.20	123.38	126.55	130.18	133.36	136.98	140.16
185.42	65.32	68.49	72.12	75.30	78.93	82.55	85.73	89.36	92.53	96.16	99.34	102.97	106.59	109.77	113.40	116.57	120.20	123.38	127.01	130.63	133.81	137.44	141.07	144.24
187.96	67.13	70.31	73.94	77.56	81.19	84.37	88.00	91.63	95.25	98.88	102.06	105.69	109.32	112.94	116.12	119.75	123.38	127.01	130.18	134.26	137.44	141.07	144.70	147.87
190.50	68.95	72.57	76.20	79.83	83.46	87.09	90.72	94.35	97.98	101.60	105.23	108.86	112.49	116.12	119.75	123.38	126.55	130.18	133.81	137.44	141.07	144.70	148.32	151.95
193.04	70.76	74.39	78.02	81.65	85.73	88.70	92.99	96.62	100.33	104.33	107.96	111.58	115.21	119.29	122.92	126.55	130.18	133.81	137.89	141.52	145.15	148.78	152.41	156.04

注：BMI = 体重（kg）/［身高（m）］^{2}

惠允引自 Clinical Guidelines on the Identification, Evaluation, and Treatment of Overweight and Obesity in Adults: The Evidence Report, NIH publication 98-4083, September 1998.

让患者参与制订治疗计划时的问题

1. 你担心的问题有哪些？
2. 你最担心的问题是什么？
3. 你的预期是什么？什么样的改变会让你觉得你担心的主要问题有进展？
4. 你有哪些目标？
5. 你想达到什么特定目标？

惠允引自：Ozer，2000.

测试和测量：在系统回顾后需要进一步评估的人体系统
心血管系统和肺

- 有氧能力 / 耐力测试
  - 日常生活活动时的功能性能力
    - 标准化运动测试方法
      - 6 分钟步行能力测试
- 运动或活动后对氧需求增加时心血管系统的症状和体征
  - 心率、心律、心音
  - 血压、动脉压、脉搏、血流（使用多普勒超声检查）
  - 活动后的主观用力程度
  - 心绞痛、跛行评估
    - 人体形态学特征
- 活动或运动后对氧需求增加时肺的症状和体征
  - 呼吸困难
  - 血氧饱和度
  - 通气模式
  - 发绀、气体交换、血气分析
- 与体位变化有关的生理反应，包括自主神经系统反应、中心血压和外周血压
- 反映肺通气功能的体征
  - 气道保护
  - 呼吸音和声音
  - 呼吸速率、节律和模式

- 气流、通气力量和通气量
- 气道廓清评估

神经肌肉

- 神经运动发育和感觉统合
  - 觉醒、注意和认知
  - 颅脑和周围神经完整性
  - 神经激惹的反应
  - 反射完整性
  - 对外界刺激的反应（听觉、味觉、嗅觉、吞咽、本体感觉和视觉）
  - 颅神经和周围神经的感觉支分布
  - 辨别觉测试
  - 触觉测试
  - 粗触觉和轻触觉测试
  - 温度觉测试：冷和热
  - 压力/振动觉测试
  - 灵活性、协调性和灵敏性测试
  - 疼痛
  - 神经肌电图
- 动作模式的启动、修正和控制
  - 发育评估量表
  - 动作评估量表
  - 挑战性姿势控制测试

肌肉骨骼评估

- 肌力检查
- 特定肌肉检查
  - 手功能：精细与粗大运动、手指灵活性
  - 关节完整性和活动性
  - 恐惧、挤压、分离
  - 抽屉、滑动、撞击、剪切、膝内翻和膝外翻压力测试
  - 关节间隙运动
  - 肌力、爆发力和耐力测试
  - 肌肉张力（触诊）
  - 肌肉长度、软组织延展性和柔韧性测试
  - 姿势评估
  - 工效学和人体力学
  - 关节活动度和肌肉长度
- 胸廓出口检查

- 椎动脉挤压检查
- 矫形器、保护性和支撑性装置
- 安装假肢的需求
- 环境、家庭和工作
- 辅助性和适应性装置
- 自我照顾和居家管理
- 工作、社区和休闲一体化

皮肤

- 会引起或减少创伤的活动、体位和姿势
- 评估引起或减少皮肤创伤的装置或设备
- 皮肤特征
  - 起水疱
  - 皮肤活动性
  - 皮炎
  - 指甲生长
  - 毛发生长
  - 温度、纹理和张力

功能测试		
	测试	辅助
床上活动	从一侧翻身至另一侧	
	床上头尾向移动	
转移	仰卧位 ↔ 侧卧位 ↔ 坐位	
	坐位 ↔ 站立位	
	轴向站立位到坐位	
	轮椅 ↔ 洗手间	
	轮椅 ↔ 浴缸	
平衡	坐位平衡	
	站立位平衡	
	动态平衡	
步行	使用辅助装置	
	不使用辅助装置	

功能评估的术语及定义	
独立	患者能持续安全地实施某项技能，不需其他人在场或提示
监护	患者需要在臂长可及的范围内预防可能的危险；需要帮助的可能性低
严密保护	需要人站在抬手就能提供帮助但不触及患者的位置；很可能需要帮助
少量辅助	患者不需要帮助就能完成大部分活动
中等辅助	患者不需要帮助能完成部分活动
大量辅助	患者没有帮助不能完成任何活动

平衡的定义：坐位或站立位	
正常	最大干扰下能维持姿势
好	中度干扰下能维持姿势
一般	短时间无支撑下维持姿势
差	尝试辅助维持：需要辅助来维持姿势
无	在辅助下仍不能维持姿势

疼痛评估

Wong-Baker 面部表情量表

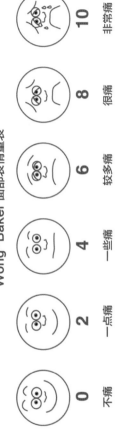

0	2	4	6	8	10
不痛	一点痛	一些痛	较多痛	很痛	非常痛

©1983 Wong-Baker FACES® Foundation. Visit us at www.wongbakerFACES.org.
Used with permission. Originally published in Whaley & Wong's Nursing Care of Infants and Children. ©Elsevier Inc.

惠允引自 Meyers, E. R. Notes: Nurse's Clinical Pocket Guide. Philadelphia, F.A. Davis Co., 2003, p. 29.

步态

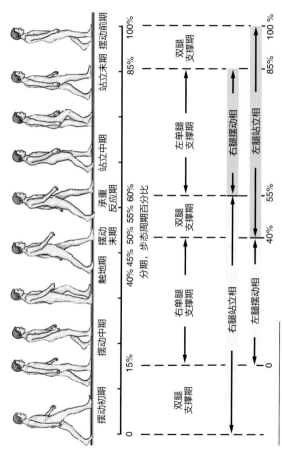

惠允引自 Inman VT, Ralston HJ, Todd F: Human Walking, Baltimore, 1981, Williams & Wilkins. Figure 32-1 Phases of the gait cycle. In Magee DJ: Orthopedic Physical Assessment, ed 4, St. Louis, 2002, WB Saunders.

与非语言沟通患者的沟通

请打开 / 关闭

否

是　　谢谢

我需要

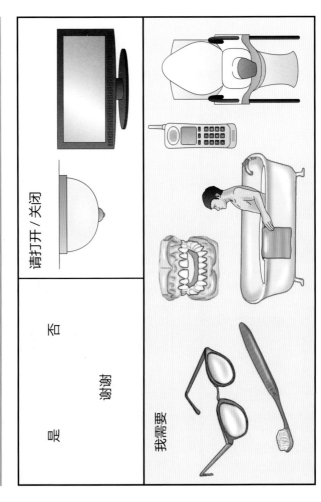

适用于所有人群的特别注意事项：警示／指标
卧床的影响

最大耗氧量（VO_2 max）下降	肌肉萎缩
血浆量下降	肌肉张力下降
红细胞量下降	肌肉耐力下降
每搏输出量下降	骨矿质流失
最大心排血量下降	胰岛素敏感性下降
肌肉的氧化能力下降	糖耐量下降
立位耐力下降	血脂升高
血管舒缩功能下降	免疫系统功能改变
耐热性下降	感染和深静脉血栓易感性升高
骨骼肌的氮平衡下降	影响睡眠

衰老对身体功能的影响

峰值耗氧量（有氧能力）下降	80 岁时下降 20%～30%
心指数下降	80 岁时下降 20%～30%
最大呼吸量下降	下降 40%
肝肾功能下降	下降 40%～50%
骨量下降	男性下降 15%，女性下降 30%
肌肉力量下降	下降 20%～30%
关节灵活性下降	下降 20%～30%
内分泌功能下降	下降 40%
脊髓轴突数量下降	下降 37%
神经传导速度下降	下降 10%～15%

身体虐待的症状和体征

老年人
- 瘀血、黑眼圈、红肿、割伤和绳子的痕迹
- 骨折、骨裂和颅骨骨折
- 开放性伤口、切割伤、刺伤和在不同愈合阶段未处理的外伤
- 扭伤、脱位和内伤或出血

- 眼镜或镜框破裂，受惩罚的身体迹象，受捆绑的迹象
- 实验室发现处方药过量使用或使用不足
- 老年人报告被打、被踢或被虐待
- 老年人行为突然改变
- 照护者拒绝他人探视独居老人

儿童和青少年

- 无法解释的烧伤、切割伤、擦伤或与某些物体形状吻合的红肿
- 害怕成年人
- 咬痕
- 滥用药物或酒精
- 反社会行为
- 自虐或自杀行为
- 在学校有问题的学生
- 抑郁或自我形象不佳

一些精神虐待的体征

- 情感淡漠
- 过分顺从或攻击性过强
- 抑郁
- 敌意
- 对某个人或家庭成员特别害怕
- 注意力减退
- 进食障碍
- 退缩、守口如瓶或抑郁
- 对性行为不恰当的兴趣或了解相关知识
- 自杀行为
- 富有魅力
- 进食障碍
- 自残
- 药物滥用
- 回避与性有关的事、排斥自己的生殖器或身体
- 逃离学校或家庭
- 噩梦和尿床
- 行为拘束
- 食欲急剧变化
- 捣乱
- 攻击性

营养需求评估

理想体重＿＿＿＿＿＿＿＿ BMI＿＿＿＿＿＿＿＿＿

体重变化：轻度＿＿＿＿ 中度＿＿＿＿ 重度＿＿＿＿

实验室检查：白蛋白＿＿＿＿胆固醇＿＿＿＿葡萄糖＿＿＿

可能的药物／营养反应＿＿＿＿＿＿＿＿＿＿＿＿＿

意见／评估＿＿＿＿＿＿＿＿＿＿＿＿＿＿＿＿＿＿

提示出现营养问题的指标	是	否
体重显著改变（相对去年 ±4.54kg 以上）		
间歇或持续使用类固醇		
BMI > 30		
近期饮食习惯改变		
遵循饮食限制		
食物过敏		
出现以下问题		
● 牙齿		
● 咀嚼		
● 吞咽		
● 消化		
● 便秘或腹泻		
液体摄入不足（少于 8 杯 或 1892.48ml/d）		
白蛋白或前白蛋白低		

进食困难的潜在危险信号	
进食缓慢	管饲喂养超过 2 个月
呼吸困难	持续性反射
吐出食物	下颌活动过度
口腔触觉敏感	肌肉张力异常
缺氧	进食时面色改变
频繁咳嗽	过渡至进食固体食物的表现差
超敏性哽咽	

营养需求评估

吞咽困难的危险信号

呼吸困难史	喘鸣
肺炎	面部颜色改变
肌张力异常	进食时或进食后咳嗽
脑外伤	分泌物处理不当
呼吸机依赖	发育迟缓的表现
呼吸暂停	

物理治疗宣教需求评估清单

- 对疾病的理解
- 药物知识：适应证和副作用
- 活动受限
- 可预期的症状和体征
- 对症状和体征采取的措施
- 何时应呼叫医生或了解急诊知识
- 做好随时学习的准备
- 使用照护者
- 疾病的自我管理

其他物理治疗资源

- 营养学家
- 心理学家或行为专家
- 个案管理员或社工
- 其他专业人员

医院 / 居家			
适应性设备表			
设备	有	需要	特殊注意事项
病床			
轮椅			
● 手动			
● 电动			
活动			
● 直的手杖			
● 四脚拐			
● 助行架			
● 无轮助行架			
● 2 轮助行架			
● 4 轮助行架			
马桶增高器			
沐浴凳			
电动床			
浴室内的扶手杆			
其他			

适应性设备和环境尺寸要求	
轮椅尺寸	
总高度	91～94cm
坐深	41～43cm
脚踏板	41～56cm
扶手高度	13～30cm
地面至坐垫高度	49.5～52.1cm
坐垫前后宽度	36～56cm

适应性设备和环境尺寸要求	
轮椅经过门预留宽度	91cm（至少）
轮椅转弯预留空间	152～198cm（至少）
壁橱：悬挂高度或架子高度	122cm（最多）
饮水机出水口高度	91cm（最多）
浴室	152×244cm
浴缸：浴缸外净空间	152×76cm

轮椅测量

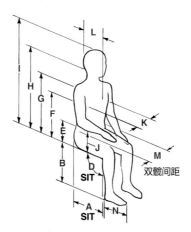

L—深；I—从座椅表面到头顶部；H—从座椅表面到枕部；G—从座椅表面到肩峰；F—从座椅表面到肩胛骨下缘；E—从座椅表面到髂后上棘；J—悬肘时从座椅表面到肘部或前臂的距离；K—躯干的宽；M—髋部的宽；B—腘窝到足跟的距离；D—膝屈曲的角度；SIT—坐位；A—从臀部后面部腘窝的距离；N—脚的长度

惠允引自 Hillegass, E.A. Sadowsky, H.S. Essentials of Cardiopulmonary Physical Therapy, ed. 2. WB Saunders, Philadelphia, 2001.

出院：预期
出院目的地评估：急性期康复 / 专业照护 / 居家

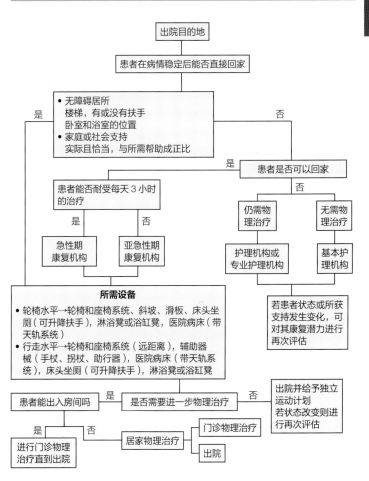

出院目的地

患者在病情稳定后能否直接回家

- 无障碍居所
  楼梯，有或没有扶手
  卧室和浴室的位置
- 家庭或社会支持
  实际且恰当，与所需帮助成正比

是 / 否

患者是否可以回家

是 / 否

患者能否耐受每天 3 小时的治疗

是 / 否

急性期康复机构 / 亚急性期康复机构

仍需物理治疗 / 无需物理治疗

护理机构或专业护理机构 / 基本护理机构

若患者状态或所获支持发生变化，可对其康复潜力进行再次评估

所需设备
- 轮椅水平→轮椅和座椅系统、斜坡、滑板、床头坐厕（可升降扶手），淋浴凳或浴缸凳，医院病床（带天轨系统）
- 行走水平→轮椅和座椅系统（远距离），辅助器械（手杖、拐杖、助行器），医院病床（带天轨系统），床头坐厕（可升降扶手），淋浴凳或浴缸凳

患者能出入房间吗

是 / 否

是否需要进一步物理治疗

是 / 否

出院并给予独立运动计划
若状态改变则进行再次评估

进行门诊物理治疗直到出院

居家物理治疗

门诊物理治疗 / 出院

惠允引自 Hillegass EA, Essentials of Cardiopulmonary Physical Therapy ed. 3. Philadelphia, WB Saunders, 2011. Fig. 17.13.

第二章　结局

干预方法

　　基于期望得到的结局，可以选择以下物理治疗实践中的方法或干预措施。

- 日常生活活动训练
- 有氧训练、耐力体能训练或体能重建
- 气道廓清技术
- 平衡、协调性和敏捷性训练
- 人体力学和姿势平衡
- 呼吸方法
- 协调、沟通和医疗文书记录
- 器材和设备的使用和训练
- 物理因子治疗
- 柔韧性运动
- 自我照顾、家庭管理、工作社区及休闲相关的功能性训练项目
- 步态和步行训练
- 损伤的预防或减少
- 皮肤修复和保护技术
- 手法治疗技术和松动术 / 整复
- 神经运动发育训练
- 患者相关的指导
- 物理因子治疗和力学治疗
- 体位摆放
- 相关康复辅助器具的应用
- 放松训练
- 骨骼肌和呼吸肌的肌力、爆发力和耐力训练

惠允引自：APTA，2001

预期或期望的结局

- 提高身体活动的能力
- 自我照顾、居家管理、工作等的能力提升
- 携氧能力提高
- 气道廓清改善
- 肺不张减轻

- 平衡改善
- 咳嗽减少
- 水肿、淋巴结肿大或积液减轻
- 耐力增加
- 单位时间内耗能降低
- 运动耐力增强
- 体能改善
- 步态、步行和平衡改善
- 健康状态改善
- 皮肤完整性改善
- 关节完整性及活动性改善
- 关节肿胀、炎症或受限程度减轻
  - 完成任务时需要的监督减少
  - 运动功能（运动控制和运动学习）改善
  - 肌肉表现能力（肌力、耐力）增加
  - 达到最优关节对线
  - 特定身体部位达到最佳负荷状态
  - 疼痛减少
  - 日常生活活动表现能力（有或无辅助器械）提高
  - 身体功能改善
  - 对氧气增加的生理反应改善
  - 姿势控制改善
  - 术后的并发症减少
  - 节段性运动的质量和数量提高
  - 关节活动度增加
  - 身体更容易放松
  - 疾病的风险因素降低
  - 感知觉改善
  - 组织灌注及供氧能力增加
  - 优化物理治疗服务
  - 负重状态改善
  - 二次损伤的风险降低
  - 术后的自我管理改善
  - 软组织肿胀、发炎或受限减轻
  - 对体位及活动的耐受能力增加
  - 医疗服务的使用及花费减少
  - 呼吸做功减少

惠允引自：APTA，2001

功能结局评估工具

测试	描述
Barthel 指数（Barthel Index）	测量日常生活活动的功能独立性
Borg 自觉劳累程度（Borg Rating of Perceived Exertion）	活动中主观用力程度（6～20 分量表或 0～10 分量表）
盒子和木块测试（Box and Block Test）	抓握与放松的敏捷性 / 单侧评估
加拿大作业活动测量表（Canadian Occupational Performance Measure）	评估患者随着时间的自我照顾表现
座椅 - 起立测试（Chair Rise Tests）	评估下肢功能性力量 1. 评估患者从座椅上站起 1 次的能力 2. 评估患者从座椅上站起 5 次的能力，测量所需时间（常规数值存在） 3. 测量患者 30 秒内坐 - 站 - 坐完成次数
临床结局变化量表（Clinical Outcome Variable Scale）	评估身体移动能力
手臂、肩关节和手功能障碍（Disabilities of the Arm, Shoulder, & Hand）	量化上肢功能障碍：躯体、社会及症状评估
下肢功能障碍评估系统（Functional Assessment System of Lower Extremity Dysfunction）	关节炎患者的下肢功能（20 个变量，5 分制量表）
功能独立性评定（Functional Independence Measure）	用 23 个项目评估功能的独立性
功能性前伸测试（Functional Reach Test）	评估向前伸手时的动态平衡能力
步速测量（Gait Speed Measurement）	在 6m 或 20m 内，计时测量患者行走 4m 或 10m 所需的时间；比较个体的功能

功能结局评估工具	
测试	描述
Glittre 日常生活活动测试（Glittre ADL Test）	功能测试：背包（为需要携氧人士）、步行、爬两层楼梯、上肢前伸与缩回
超市货架测试（Grocery Shelving Test）	上肢功能测试：把罐头放在高过肩关节 15cm 的架子上
Katz 日常生活活动指数（Katz ADL Index）	独立程度（8 分制）：多数用于老年人，也可用于儿童
Kenny 自我照顾评估（Kenny Self-Care Evaluation）	日常生活活动能力评估
Klein-Bell 日常生活活动量表（Klein-Bell ADL Scale）	成年残疾人的日常生活活动评估（170 项）
康复程度量表（Level of Rehabilitation Scale）	评估日常生活的独立性、活动性及沟通能力
下肢活动量表（Lower Extremity Activity Profile）	下肢功能（自我照顾和移动：23 项）
下肢功能量表（Lower Extremity Functional Scale）	有肌肉骨骼疾病的患者的下肢功能（20 项）
美国老年人资源与服务量表 - 工具性日常生活活动（Older Americans Resources & Services Scale-Instrumental Activities of Daily Living）	老年人对居家服务的功能性能力及需求
患者评估会议系统（Patient Evaluation Conference System）	患者康复后的功能变化（79 项）
PULSES 简况（PULSES Profile）	住院期慢性患者的功能
Rivermead 活动指数（Rivermead Mobility Index）	神经系统疾病患者的活动性

功能结局评估工具	
测试	描述
Rhomberg 平衡测试（Rhomberg Balance Tests）	平衡评估 / 筛查包括 Rhomberg 平衡测试和改良的测试：（30 秒平衡筛查）
西雅图心绞痛问卷（Seattle Angina Questionnaire）	评估有心绞痛症状的患者的功能
自主步行测试（Self-Paced Walking Test）	在以 3 个速度步行 128m 后预估最大摄氧量
简易身体功能量表（Short Physical Performance Battery, SPPB）	通过计算坐起（下肢力量）时间、改良 Rhomberg（平衡）和步速（与功能相关）来评估相关功能
计时步行测试（3 分钟、6 分钟和 12 分钟）（Timed Walk Tests）	步行中的功能表现：最初用来测试慢性肺病的患者
计时站立测试（Timed Stands Test） 计时起走测试（Timed "Up and Go" Test）	关节炎患者的下肢肌力 体弱老年人的活动性：从凳子上站起，步行 3m, 返回并坐下所需的时间
上肢功能量表（Upper Extremity Functional Scale）	工作环境中的上肢功能
视觉模拟呼吸困难量表（Visual Analogue Scale for Dyspnea）	患者在活动中对呼吸困难的感知

疾病管理结局

心脏康复结局

结局分类	选择	
行为	饮食：饮食依从性、体重管理 运动：运动项目的依从性 戒烟	应激减少 能够辨认体征和症状 医疗管理 性功能
临床	体重 体重指数 血压 血脂 功能能力 血液尼古丁水平 血氧饱和度	症状管理 心理社会：重返工作岗位／休闲、心理状态 医疗使用率、住院、药物、医生、到急诊室就诊
健康	发病率 死亡率 生活质量	可能发生的事件：心肌梗死、冠状动脉搭桥术、血管成形术、心绞痛、严重心律失常
服务	患者满意度	

肺康复结局

维度	结局测定	
行为	戒烟 呼吸再训练 处理策略 支气管卫生 服药依从性	补充氧气的使用 调整呼吸节律的方法 能量节约 性功能 饮食依从性
临床	疲劳 抑郁／焦虑 身体表现测量	运动耐受性／步行测试中的运动表现 用力呼吸困难 特定日常生活活动引起呼吸困难
健康	死亡率 健康相关的生活质量 发病率：无须再次住院，再次就诊的间隔时间，医疗保障服务的使用，很少需要到急诊室就诊	
服务	患者满意度	

功能独立性评定

评估认知和身体功能障碍

每项有 7 个评分等级

7. 完全独立：充分独立（适时、安全）

6. 有条件的独立：需要使用辅助设备但无须其他帮助

5. 监护：仅需要备用协助，口头提示或帮助准备工作

4. 少量辅助：仅需他人少量的身体接触提供帮助（患者能够完成任务的 75% 或以上）

3. 中度辅助：患者能够完成任务的 50%～75%

2. 大量辅助：患者能够完成任务的部分小于 50%（25%～49%）

1. 完全依赖：患者能够完成任务的部分小于 25%，或完全不能完成任务

测量	
自我照顾	
1. 进食	5. 穿脱裤子
2. 梳洗修饰	6. 如厕
3. 洗澡	7. 吞咽
4. 穿脱上衣	
括约肌	
1. 膀胱管理	
2. 直肠管理	
移动	
1. 转移：床/凳/轮椅	5. 行走：步行/轮椅
2. 转移：如厕	6. 行走：上下楼梯
3. 转移：盆浴或淋浴	7. 社区移动
4. 转移：汽车	
交流	
1. 表达	4. 写作
2. 理解	5. 语言清晰度
3. 阅读	
社会心理	
1. 社会交往	3. 对行为限制的自我调整
2. 情绪状态	4. 休闲时间使用

功能独立性评定

认知

1. 解决问题
2. 记忆
3. 定向

4. 注意力集中
5. 安全意识

评分原则

功能评估基于直接观察。评分基于患者每天的实际情况，而非他／她能做到的。

入院评分须在入院后 10 天内完成。

出院评分在出院前一个星期内完成。

评分由多学科团队成员共同完成。

无空白项。若患者完全没有做过该活动，或无可用信息，则该项得 1 分。若表现多变不稳定，以其最低表现来评分。官方 FIM 量表需要认证后方能使用。

惠允引自 L Turner-Stokes from Turner-Stokes L, Nyein K,Turner-Stokes T et al. The UK FIM+FAM: development and evaluation. Clin Rehabil. 1999; 13: 277–87.

健康状态／生活质量评估工具

测试	描述
关节炎影响量表（Arthritis Impact Measurement Scales）	通过身体、社会和心理层面量化关节炎后的健康状态
慢性呼吸疾病问卷（Chronic Respiratory Disease Questionnaire）	慢性肺病患者的生活质量
欧洲生活质量量表（European Quality of Life Scale, EuroQOL-5D）	健康照护相关生活质量
Ferrans-Powers 生活质量工具（Ferrans-Powers QOL Tools）	针对所有疾病健康相关的生活质量工具
健康效用指数（Health Utilities Index）	健康相关生活质量
堪萨斯市心肌病变问卷（Kansas City Cardiomyopathy QOL）	充血性心力衰竭患者的生活质量

健康状态 / 生活质量评估工具	
测试	描述
心力衰竭生活质量问卷（Living With Heart Failure Questionnaire）	充血性心力衰竭患者的生活质量
诺丁汉健康量表（Nottingham Health Profile）	肌肉骨骼疾病患者的健康状态（38 项）
圣乔治呼吸问卷（St. George's Respiratory Questionnaire）	慢性肺病患者的健康相关生活质量
36 项简易健康调查问卷（Short Form Health Survey, SF-36）	自觉健康状态；非特定疾病（36 项）
12 项简易健康调查问卷（12-Item Short Form Health Survey）	SF-36 的简短版本
疾病清单量表（Sickness Inventory Profile）	非特定疾病患者群的自觉健康状态

肌肉骨骼的特定评估工具		
脊柱 / 腰	双向测斜仪法检查脊柱活动度	脊柱活动度
	测斜仪法（单向）检查脊柱活动度	脊柱活动度
	改良 Schober 法检查脊柱活动度	脊柱活动度
	数字疼痛分级法（Numeric Pain Rating Scale）	肌肉疾病患者的疼痛程度
	Oswestry 腰痛功能障碍问卷（Oswestry Low Back Pain Disability Questionnaire）	腰痛导致的功能受限感
	Roland 和 Morris 功能障碍问卷（Roland & Morris Disability Questionnaire）	腰痛患者的功能受限指数
	腰背肌肉耐力的 Sorensen 测试（Sorensen Test for Endurance of Back Muscles）	腰背肌功能（俯卧）
	疼痛视觉模拟评分法（Visual Analogue Scale for Pain）	患者的主观疼痛；用于活动时

肌肉骨骼的特定评估工具		
上肢	盒子和木块物测试	粗大抓握与放松的敏捷性 / 单侧评估
	手臂、肩关节和手功能障碍	量化上肢功能障碍：身体功能、社会和体征测试
	上肢功能量表	工作环境的上肢功能
	Wolf 运动功能测试（Wolf Motor Function Test）	评估脑损伤和脑卒中后的 15 个动作的速度
下肢	下肢功能障碍评估系统	关节炎患者的下肢功能（20 个变量，5 分制）
	下肢活动量表	下肢功能（自我照顾和移动，23 项）
	下肢功能量表	肌肉疾病患者的下肢功能（20 项）
	计时站立测试	关节炎患者的下肢肌力

儿童特定评估工具	
Alberta 利婴幼儿运动量表（Alberta Infant Motor Scale）	评估运动发育迟缓：58 项
Bayley 婴幼儿发育量表（Bayley Scales of Infant Development）	1～42 个月婴幼儿的功能发育
Bruininks-Oseretsky 动作精熟度测验（Bruininks-Oseretsky Test of Motor Proficiency）	4.5～14.5 岁儿童的运动功能发育（46 项）
粗大运动功能测试量表（Gross Motor Function Measure）	脑瘫及唐氏综合征患儿与正常 5 岁儿童比较后的粗大运动功能
粗大运动表现量表（Gross Motor Performance Measure）	脑瘫患儿的动作质量（20 项）
第 2 版 Peabody 运动发育量表（Peabody Developmental Motor Scale, 2nd ed.）	出生至 6 岁儿童的粗大及精细运动技巧

儿童特定评估工具	
儿童功能障碍评定量表（Pediatric Evaluation of Disability Inventory）	0.5~7 岁儿童的移动、自我照顾、社会功能
儿童功能独立性评定量表（Functional Independence for Children, WeeFIM）	随时间发展的儿童残疾变化

脑卒中的特定评估工具	
测试	测试项目
手臂动作调查测试表（Action Research Arm Test）	脑卒中后上肢功能：4 部分
加拿大神经量表（Canadian Neurological Scale）	急性脑卒中后的神经状态：心理状态、运动功能和反应
Chedoke-McMaster 脑卒中评估表（Chedoke-McMaster Stroke Assessment）	脑卒中后的损伤和功能障碍
Emory 功能步行概况（Emory Functional Ambulation Profile）	评估脑卒中后步行能力
Frenchay 手臂测试（Frenchay Arm Test）	脑卒中后手臂功能恢复
Fugl-Meyr 脑卒中后运动感觉恢复评估量表（Fugl-Meyr Assessment of Sensorimotor Revovery After Stroke）	脑卒中后运动感觉恢复
运动评估量表（Motor Assessment Scale）	脑卒中后运动恢复情况
脑卒中疾病影响量表（Stroke-Adapted Sickness Impact Profile）	脑卒中后生活质量
脑卒中影响量表（Stroke Impact Scale）	脑卒中后功能评估
Wolf 运动功能测试	评估脑损伤和脑卒中后 15 个动作的速度

其他评估工具		
平衡	活动平衡信心量表（Activity- Specific Balance Confidence Scale）	保持平衡的信心：16 项
	伯格平衡量表（Berg Balance Scale）	在 14 个项目中保持平衡 / 姿势
	功能性前伸测试（Functional Reach Test）	平衡
抑郁	贝克抑郁量表（Beck Depression Inventory）	抑郁和（或）焦虑的体征和功能
	流行病学抑郁量表（Center for Epidemiologic Depression Scales, CES-D）	
	医院焦虑抑郁量表（hospital anxiety depression study, HADS）	
饮食评估	饮食习惯调查	饱和脂肪、盐和复合碳水化合物摄入
	MEDFICTS（肉、蛋、乳制品、煎炸食物、烘焙食物、速食、黄油、零食）	膳食脂肪摄入
疼痛评估	数字疼痛分级法	肌肉骨骼疾病患者的疼痛程度
	疼痛视觉模拟评分法	主观疼痛程度；可在活动时使用

惠允引自 Rothstein, Roy, & Wolf: The Rehabilitation Specialist's Handbook, Table 8–3, FA Davis, 2005.

第二章 结局

第三章 管理

商业保险实践 / 行政管理问题
收费编码

治疗师通常使用下列美国医学会现行操作术语（Current Procedural Terminology, CPT）编码来收费。康复治疗服务供应商使用这些编码时需参考本地医疗保险审查政策（Local Medicare Review Policy, LMRP）及私立保险公司的章程。治疗师在进行治疗时还需检查这些编码能否应用于特定患者的 ICD-9 诊断编码。更多详细信息请查阅美国医学会现行操作术语编码指南。欲了解针对治疗服务的本地医疗保险审查政策，请登录 cms.hhs.gov/mcd/search.asp。

治疗中常用的现行操作术语编码	
编码	服务项目
93797	无须持续心电监测的心脏康复（医生执行操作）
93798	需要持续心电监测的心脏康复（医生执行操作）
94620	简易运动测试（需要或无须氧气监测）
94640	示范和（或）评估患者的气雾发生器、雾化器、定量吸入器或间歇正压呼吸训练设备的使用
94664	示范和（或）评估患者的气雾发生器、雾化器、定量吸入器或间歇正压呼吸训练设备的使用
94667	胸壁手法：例如促进肺功能的拍击手法，敲击和振动；第一次示范和（或）评估
94668	胸壁手法：例如促进肺功能的拍击手法，敲击和振动；后续示范和（或）评估

治疗中常用的现行操作术语编码	
编码	服务项目
97001	物理治疗评估
97002	物理治疗再次评估
97005	作业治疗评估
97010	冷/热敷袋
97012	机械牵引
97014	电刺激（无须人看管）
97016	气压治疗
97018	石蜡浴
97020	微波
97022	涡流浴
97024	透热疗法
97026	红外线
97028	紫外线
97032*	电刺激（手动），15分钟
97033*	离子导入法
97034*	冷热交替浴，15分钟
97035*	超声波治疗，15分钟
97036*	哈伯德浴池，15分钟
97039	未列出的物理因子治疗
97110*	治疗性运动，15分钟
97112*	神经肌肉再训练，15分钟
97113*	含治疗性运动的水疗，15分钟
97116*	步态训练，15分钟
97124*	按摩，15分钟
97139	未列出的康复医学操作
97140*	手法治疗技术，15分钟
97150	治疗性方法，小组

治疗中常用的现行操作术语编码	
编码	**服务项目**
97504*	矫形器的调试和训练，15 分钟
97520*	假肢训练，15 分钟
97530*	治疗性活动，15 分钟
97532*	认知技巧的发展，一对一，每种 15 分钟
97533*	感觉统合技术，一对一，每种 15 分钟
97535*	自我照料和家居管理，15 分钟
97537*	回归社区 / 工作训练，15 分钟
97542*	轮椅管理 / 驱动训练，15 分钟
97545	工作能力强化和训练，最初 2 小时
97546	工作能力强化和训练，每增加 1 小时
97597	清创，选择性麻醉 / 无麻醉清创术，总创面小于等于 20cm^2
97598	清创术：全部创面大于 20cm^2
97602	非选择性清创术
97605	负压创面治疗；总创面小于等于 50cm^2
97606	负压创面治疗；总创面大于 50cm^2
97703*	检查矫形器 / 假肢使用情况，每 15 分钟
97750*	身体功能测试或评估，每 15 分钟（随附报告及索赔要求）
97755	辅助性技术的评估
G0422	含运动的强化心脏康复服务
G0423	不含运动的强化心脏康复服务
G0424*	肺功能康复服务（只适用于诊断为 COPD 的患者）

注：①每天每节只有一个评估编码可用于计费。
②*计时服务时编码

根据时间增量计费					
时间（分钟）	0~<8	>7~<23	>22~<38	>37~<53	>52~<68
计费时间（单位）	0	1	2	3	4

所使用的调整因素	
-22	非常规程序服务
-52	服务减少
-59	特殊程序服务
-76	同一医生的重复操作
-32	强制性服务（如工人索赔需要功能能力评估）
-99	含多个调整因素
-GA	在发现有异常问题的评估记录表上的签名
-GO	作业治疗师提供的服务
-GP	物理治疗师提供的服务
-GZ	在发现无异常的评估记录表上的签名
-KX	当所提供服务是恰当的但超出治疗总量要求时使用

功能报告中非计费的 G 类编码指南		
编码	传递的信息	报告时机
GXXX	目前的功能状态	治疗开始（初次评估） 中期报告（每 10 次就诊） 正式再次评估（若在治疗中期进行）
GXXX	预期目标功能状态	治疗开始时（初次评估） 中期报告（每 10 次就诊） 出院或结束报告
GXXX	出院功能状态	出院或结束报告

第三章 管理

功能报告中非计费的 G 类编码指南	
移动：步行和周围移动	
G8984	搬运、移动和处理物体方面的功能受限 当前的状态、治疗开始时和治疗中间期报告
G8985	搬运、移动和处理物体方面的功能受限 预期目标状态、治疗开始时、治疗中间期和出院或结束时报告
G8986	搬运、移动和处理物体方面的功能受限 出院状态、出院或结束时报告
改变和维持身体姿势	
G8987	自我照护功能受限，当前的状态、治疗开始时和治疗中间期报告
G8988	自我照护功能受限，预期目标状态、治疗开始时、治疗中间期和 出院或结束时报告
G8989	自我照护功能受限、出院状态、出院或结束时报告
搬运、移动和处理物体	
G8984	搬运、移动和处理物体方面的功能受限 当前的状态、治疗开始时和治疗中间期报告
G8985	搬运、移动和处理物体方面的功能受限 预期目标状态、治疗开始时、治疗中间期和出院或结束时报告
G8986	搬运、移动和处理物体方面的功能受限 出院状态、出院或结束时报告
自我照护	
G8987	自我照护功能受限，当前的状态、治疗开始时和治疗中间期报告
G8988	自我照护功能受限，预期目标状态、治疗开始时、治疗中间期和 出院或结束时报告
G8989	自我照护功能受限、出院状态、出院或结束时报告

第三章 管理

功能报告中非计费的 G 类编码指南	
其他物理治疗 / 作业治疗相关的主要功能受限	
G8990	其他身体或职业的主要功能受限 当前的状态、治疗开始时和治疗中间期报告
G8991	其他身体或职业的主要功能受限 预期目标状态、治疗开始时、治疗中间期和出院或结束时报告
G8992	其他身体或职业的主要功能受限 出院状态、出院或结束时报告
其他物理治疗 / 作业治疗相关的继发功能受限	
G8993	其他身体或职业的继发功能受限 当前的状态、治疗开始时和治疗中间期报告
G8994	其他身体或职业的继发功能受限 预期目标状态、治疗开始时、治疗中间期和出院或结束时报告
G8995	其他身体或职业的继发功能受限 出院状态、出院或结束时报告
严重程度使用的编码	
CH	0% 损伤、限制或受限
CI	1%～19% 的损伤、限制或受限
CJ	20%～39% 的损伤、限制或受限
CK	40%～59% 的损伤、限制或受限
CL	60%～79% 的损伤、限制或受限
CM	80%～99% 的损伤、限制或受限
CN	100% 的损伤、限制或受限

第三章 管理

第三章 管理

最佳医疗文书的一般原则	
原则	档案细节
保险规章制度的一致性	医疗保险：了解清楚本地覆盖情况（或本地医疗保险审查政策）。了解使用的术语 ● 必须接受医疗处理 ● 熟练 ● 专业人员 ● 监护 ● 实施环境 商业保险：审查覆盖范围 - 联系特定保险公司咨询细节
针对患者情况提供必要的细节服务	回答："为什么患者需要这些服务？" 医生在诊断后转诊 康复检查包括 主观信息：症状、对日常生活及功能的影响 客观信息：损伤、功能受限与障碍
包括医疗专业人员对康复服务必要性的评估	回答："该服务如何使患者受益，如何管理这些服务？" 定义技术服务的"需求" 根据时间顺序、正常功能水平及客观数据明确可测量的目标
针对特定的个体制订详细的治疗计划大纲	特定的治疗因子 / 运动，结合频率、持续时间及监护的范围 个性化
提供干预的细节	包括特定的干预、干预的反应及目标进程 服务合理收费
根据时间顺序及预期结果描述预后	与物理治疗诊断相关和反应对专业治疗的需求

SOAP 记录格式（主观、客观、评估、计划）	
组成部分	各部分的特定细节
主观信息（subjective）	问题：主诉 患者报告的与管理以下情况相关的信息 • 疼痛及疼痛行为 • 当前使用的药物 • 家庭住址 • 既往史 • 之前的功能水平 • 患者的目标 • 目前功能水平
客观信息（objective）	医疗记录中的既往史 客观测量和观察结果 接受的治疗的描述 教育水平的描述 与其他任何转介人／学科／医生的沟通记录
评估（assessment）	评估患者的问题（以便其他健康专业人员理解）、 　　问题概述，以及技术性干预的需求，包括 • 问题列表 • 目标：长期（治疗结束时）、短期（中期） • 可测量的、实际的、可观察得到的、有时间跨度 　的、功能性的问题 • 包括实践模式的总结：包含诊断和预后的物理治 　疗总印象（指引术语）
计划（plan）	• 每天／周的频率 • 使用的治疗 • 教育 • 设备需求 • 进一步评估／转介计划 • 出院标准

医疗文书规范 *
十大技巧

1. 限制使用缩写
2. 所有内容都要签名并注明日期
3. 保证手写文字可读
4. 定期报告实现目标的功能进展情况
5. 允许的情况下在就诊时记录
6. 明确记录类型，例如进展报告和日常记录
7. 包含所有相关情况的沟通
8. 包含错过 / 取消的就诊
9. 展示专业治疗和医疗的必要性
10. 在整个治疗进程中需要宣教出院计划

专业治疗文书

- 记录临床决策及问题解决的过程
- 阐明选择干预措施的理由及必要性
- 记录与损伤及功能受限相对应的干预
- 记录与治疗计划目标相对应的干预
- 明确提供服务的人员（物理治疗师、物理治疗师助理或两者）
- 记录并发症、安全问题等

医疗文书的必要性

- 服务与自然、疾病严重程度、损伤及医疗需求相一致
- 根据已认可的医疗实践，使用特定安全有效的服务
- 合理的预期：可预测的功能改善

---

* 惠允引自 APTA Defensible Documentation.

AAA	abdominal aortic aneurysm	腹主动脉瘤
AAROM	active assisted range of motion	主动辅助关节活动
ABG	arterial blood gas	动脉血气
ACE	angiotensin-converting enzyme	血管紧张素转化酶
ACLS	advanced cardiac life support	高级生命支持
ACS	acute coronary syndrome	急性冠脉综合征
ADHD	attention-deficit hyperactivity disorder	注意缺陷多动症
ADL	activities of daily living	日常生活活动
AED	automatic external defibrillator	自动体外除颤器
AF	atrial fibrillation	心房颤动
AICD	automatic implantable cardiac defibrillator	自动植入式心脏除颤器
AIDS	acquired immunodeficiency syndrome	获得性免疫缺陷综合征
AKA	above the knee amputation	膝上截肢
ALS	amyotrophic lateral sclerosis	肌萎缩性侧索硬化
AMA	against medical advice	违反医嘱
AMI	acute myocardial infarction	急性心肌梗死
ANS	autonomic nervous system	自主神经系统
ARC	AIDS-related complex	艾滋病相关综合征
ARDS	acute respiratory distress syndrome	急性呼吸窘迫综合征
AROM	active range of motion	主动关节活动
ASA	aspirin	阿司匹林
ASD	atrial septal defect	房间隔缺损
AV	arteriovenous/atrioventricular	动静脉的 / 房室的
AVR	aortic valve repair	主动脉瓣修复
BBB	blood-brain barrier/bundle branch block	血脑屏障 / 束支传导阻滞
BCC	basal cell carcinoma	基底细胞瘤
BE	barium enema	钡灌肠
Bid	twice a day	一日两次
BiPAP	bilevel positive airway pressure	双相气道正压通气
BiVAD	biventricular assist device	双心室辅助装置
BKA	below the knee amputation	膝下截肢
BM	bowel movement	排便
BMR	basal metabolic rate	基础代谢率
BP	blood pressure	血压
BRP	bathroom privileges	浴室使用优先权
BS	blood sugar	血糖
BSA	body surface area	体表面积
Bx	biopsy	活体组织检查
CA	cancer	癌症

CABG	coronary artery bypass graft	冠状动脉旁路搭桥术
CAD	coronary artery disease	冠心病
CAPD	continuous abdominal peritoneal dialysis	持续性腹膜透析
Cc	chief complaint	主诉
CCU	coronary/critical care unit	冠心病监护病房
CF	cystic fibrosis	囊性纤维化
CHF	congestive heart failure	充血性心力衰竭
CMV	cytomegalovirus	巨细胞病毒
COPD/ COLD	chronic obstructive pulmonary (lung) disease	慢性阻塞性肺疾病（肺）
CP	chest pain/cerebral palsy	胸痛／脑瘫
CPAP	continuous positive airway pressure	持续气道正压通气
CSF	cerebrospinal fluid	脑脊液
CVP	central venous pressure	中心静脉压
CXR	chest x-ray	胸部 X 线检查
DIC	disseminated intravascular coagulation	弥散性血管内凝血
DJD	degenerative joint disease	退行性关节病
DM	diabetes mellitus	糖尿病
DNR	do not resuscitate	不施行心肺复苏术
DOE	dyspnea on exertion	劳力性呼吸困难
DTs	delirium tremors	震颤谵妄
DTR	deep tendon reflex	深腱反射
ECG	electrocardiogram	心电图
ECT	electroconvulsive therapy	电休克疗法
ED	erectile dysfunction	勃起功能障碍
EENT	eye, ear, nose, & throat	眼耳鼻喉
EPS	electrophysiology study	电生理检测
ET	endotracheal tube	气管导管
ETOH	alcohol	酒精
FHR	fetal heart rate	胎心率
GCS	Glasgow Coma Scale	格拉斯哥昏迷量表
GDM	gestational diabetes mellitus	妊娠糖尿病
GERD	gastroesophageal reflux disease	胃食管反流病
GFR	glomerular filtration rate	肾小球滤过率
GSW	gunshot wound	枪击伤
HA	headache	头痛
HAV	hepatitis A virus	甲型肝炎病毒
HBV	hepatitis B virus	乙型肝炎病毒
HOH	hard of hearing	重听
HTN	hypertension	高血压
Hx	history	病史
IABP	intraaortic balloon pump	主动脉内球囊反搏

ICP	intracranial pressure	颅内压
IDDM	insulin-dependent diabetes mellitus	胰岛素依赖型糖尿病
JVD	jugular venous distention	颈静脉扩张
KUB	kidney, ureters, and bladder	肾、输尿管和膀胱
LFT	liver function test	肝功能检查
LLL	left lower lobe	左下叶
LLQ	left lower quadrant	左下部
LOC	loss of consciousness	意识丧失
LVAD	left ventricular assist device	左心室辅助装置
MAP	mean arterial pressure	平均动脉压
MRSA	methicillin-resistant Staphylococcus aureus	耐甲氧西林金黄色葡萄球菌
MVA	motor vehicle accident	车祸
MVR	mitral valve replacement	二尖瓣置换
NEB	nebulized	雾化
NIDDM	non-insulin dependent diabetes	非胰岛素依赖型糖尿病
NKA	no known allergies	否认过敏史
NPO	nothing by mouth	禁食
NSR	normal sinus rhythm	正常窦性心律
NWB	non-weight-bearing	非负重
OD	overdose	过量
ORIF	open reduction internal fixation	切开复位内固定术
PCA	patient/client controlled anesthesia	患者自控麻醉法
PCWP	pulmonary capillary wedge pressure	肺毛细血管楔压
PE	pulmonary embolus	肺栓塞
PEA	pulseless electrical activity	无搏动性电活动
PICC	peripherally inserted central catheter	外周导入中心静脉置管
PKU	phenylketonuria	苯丙酮尿症
PMH	past medical history	既往史
PND	paroxysmal nocturnal dyspnea	夜间阵发性呼吸困难
PRN	as needed	需要时使用
PROM	passive range of motion	被动关节活动
PWB	partial weight-bearing	部分负重
RICE	rest, ice, compression, elevation	制动、冰敷、加压、抬高
RLQ	right lower quadrant	右下部
RR	recovery room/respiratory rate	恢复室 / 呼吸率
S & S	signs and symptoms	体征和症状
SIDS	sudden infant death syndrome	婴儿猝死综合征
SLP	speech language pathology	语言病理学
SNF	skilled nursing facility	专业护理院
SOB	shortness of breath	气短
STD	sexually transmitted disease	性传播疾病

Sz	seizure	癫痫
Sx	symptoms	症状
TCA	tricyclic antidepressant	三环抗抑郁剂
TIA	transient ischemic attack	短暂性脑缺血发作
TMJ	temporomandibular joint	颞下颌关节
TPN	total parenteral nutrition	全肠外营养
TTWB	toe touch weight-bearing	足尖负重
TURP	transurethral resection prostatectomy	经尿道前列腺切除术
UTI	urinary tract infection	尿路感染
VQ scan	ventilation(V)-perfusion(Q) scan	通气 - 灌注扫描
VRE	vancomycin-resistant enterococcus	万古霉素耐药肠球菌
WPW	Wolff-Parkinson-White	预激综合征

（廖麟荣　译，王　欣　霍　烽　王于领　审）

第四章　外科疾病

红旗征

评估这些区域时，需考虑的问题是系统源性的还是内脏源性的。

既往史
- 个人 / 家族癌症史
- 近期有在神经症状、关节或背痛后出现的感染
- 近期创伤史
- 免疫抑制史
- 药物服用史：注射

潜在系统性疾病的危险因素
- 包括酒、药物或烟草等的滥用
- 性别
- 放射暴露
- 久坐的生活方式
- 子宫切除术
- 年龄
- BMI
- 种族 / 宗教
- 家庭暴力
- 职业

临床表现
- 隐匿性发作 / 病因不明
- 症状不能通过物理治疗来改善或缓解
- 在没有尝试减重或增重时出现显著的体重减轻或增加
- 症状逐渐、渐进式或周期性出现
- 症状不能通过休息或变换体位来缓解
- 症状在疾病预期外持续存在
- 症状不符合典型的神经肌肉或肌肉骨骼系统疾病模式
- 肿块或血肿体积无减小
- 绝经后子宫出血
- 双侧都出现诸如水肿、麻木、麻刺感、杵状指、甲床改变、皮疹或色素性病变等症状
- 在神经系统疾病中出现肌张力或 ROM 改变

疼痛模式
- 关节活动时有疼痛或全关节活动范围内没有疼痛
- 疼痛表现与心理表现不一致
- 搏动性或深部的剧烈疼痛

- 疼痛定位不清
- 疼痛像痉挛一样时有时无
- 疼痛相关的症状和体征与特定内脏或系统有关，例如消化系统、泌尿系统、心脏和肺等
- 疼痛随食物摄入而改变

相关症状和体征
- 异常的月经周期或症状
- 出现不平常的 / 异常的生命体征，包括心率和体温等
- 近端肌肉无力和（或）腱反射减弱
- 出现精神状态的改变，包括意识错乱
- 关节疼痛伴皮疹出现

癌症评估

癌症早期警示体征（美国癌症协会）

- 大小便习惯改变
- 酸痛感在 6 周内未痊愈
- 非正常出血或非正常分泌物流出
- 乳房或其他部位增厚或出现肿块
- 消化或吞咽困难
- 疣 / 痣显著改变
- 近端肌肉无力
- 难消性咳嗽或声音嘶哑
- 腱反射改变

其他筛查线索

- 个人既往癌症史
- 体重在近 1 个月内下降 4.5kg 或更多
- 持续疼痛，不能通过休息或体位改变缓解
- 夜间痛
- 形成新的神经功能障碍
- 淋巴结大小、形态改变、出现压痛等变化部位多于 1 处
- 女性：不明原因的胸部、乳房、腋下或肩部的疼痛
- 血性痰

惠允引自 Goodman C. and Snyder T. Differential Diagnosis for Physical Therapists, ed. 4. Philadelphia: Elsevier, 2006. p. 7.

癌症类型	
类型	病因 / 部位
腺癌	腺体组织
上皮癌	上皮组织
脑胶质瘤	脑、支持组织、脊髓
白血病	造血细胞
淋巴瘤	淋巴细胞
黑色素瘤	色素细胞
骨髓瘤	浆细胞
肉瘤	间充质细胞

癌症分期（TNM）*		
肿瘤（T）	淋巴结（N）	转移（M）
T1= 小、局限	N0= 淋巴结无转移	M0= 无转移
T2~T3= 中等	N1~N3= 淋巴结中度转移	M1= 转移
T4= 大	N4= 淋巴结广泛转移	

注：* 大多数类型的癌症都有 TNM 标记

其他癌症分期	
癌症类型	分期
脑、脊髓	细胞类型和分级
血液 / 骨髓	无明确的分期
淋巴瘤	Ann Arbor 分期
宫颈、子宫、卵巢、阴道、外阴	IFGO 分期系统

淋巴瘤的 Ann Arbor 分期

分期	疾病的分布
I	侵犯单个淋巴结区域或单个结外器官或部位
II	侵犯膈肌一侧，侵及 2 个或 2 个以上淋巴结区域或外加局限侵犯 1 个结外器官或部位
III	侵犯膈肌两侧的淋巴结区域或外加局限侵犯 1 个结外器官或部位，或两者同时侵犯
IV	弥漫性或播散性侵犯 1 个或多个的结外器官或部位，同时伴有或不伴有淋巴结侵犯

惠允引自 Carbone PP et al. Report of the Committee on Hodgkin's Disease Staging Classification. Cancer Res 1971;31(11):1860–1.

分期总结

癌症分期可归纳为 5 个主要类别。

原位——异常细胞仅存在于其中的细胞层中。

局部——癌症仅限于其起源的器官，而没有传播的证据。

区域——癌症已从原发部位扩散到附近的淋巴结或器官和组织。

远处——癌症已从原发部位扩散到远处的器官或远处淋巴结。

未知——没有足够的信息来确定阶段。

肿瘤分级

分级	特点
1 级	肿瘤细胞接近相应的正常发源组织
2~3 级	肿瘤细胞与相应的正常发源组织区别较大，呈中等分化
4 级	肿瘤低分化（间变性），很难确认细胞发源组织

肿瘤分期测试

- 体格检查
- 实验室检查
- 病理学报告
- 手术小结
- 影像学检查：身体内部区域图像

常见放射治疗副作用

- 皮肤反应 / 伤口愈合缓慢
- 肢体水肿
- 挛缩、纤维化
- 脱发
- 神经病变
- 脑：癫痫发作、视力障碍、头痛
- 骨髓抑制
- 肺：咳嗽、肺炎、肺纤维化
- 胃肠道：食管炎、恶心、呕吐、腹泻
- 泌尿系统：膀胱炎、尿频

放射治疗注意事项

- 患者有内置镭管做放射治疗时，应该推迟物理治疗。
- 接受放射治疗区域 1 年内不能进行按摩或热疗。
- 在放射治疗结束后数月内提高关节活动范围以预防挛缩。
- 蓝色（EBRT 放射）或黑色（最大剂量）标记区域皮肤脆弱，应谨慎对待。
- 尽管已服用止吐药，但仍需监测恶心 / 呕吐情况；这些可能无效，但营养很重要。

化学药物治疗注意事项

- 始终监测生命体征，特别是当化学药物治疗的药物的毒性作用于心脏、肺和中枢神经系统时。
- 监测实验室检查结果，特别是中性粒细胞减少症和绝对中性粒细胞计数（absolute neutrophil cunt, ANC），患者可能需要隔离。
- 对于使用有剧毒的化学药物进行治疗的患者，可能需要继续留院以避免有剧毒的药物危害其他患者或医疗工作人员。若不确定，则需进一步检查。

- 直至化学药物治疗副作用减轻后再开始治疗。
- 化学药物治疗会影响患者的食欲和营养。与营养师协作以确保患者维持体能所需的营养。
- 当患者由于化学药物治疗的副作用无法参与康复时，应给予患者积极的精神支持。
- 如果患者能够耐受，那么所有患者都需要进行有氧运动。先以间歇的方式进行，随后逐渐延长时间。
- 谨记，副作用可能在患者接受完化学药物治疗后持续数年，或者在化学药物治疗数年以后才出现副作用。

2005 年美国按性别排名的前十位新发癌症病例			
男性	病例（%）	女性	病例（%）
前列腺	33	乳腺	32
肺和支气管	13	肺和支气管	23
结肠和直肠	10	结肠和直肠	11
膀胱	7	子宫颈	6
皮肤黑色素瘤	5	非霍奇金淋巴瘤	4
非霍奇金淋巴瘤	4	皮肤黑色素瘤	4
肾和肾盂	3	卵巢	3
白血病	3	甲状腺	3
口腔和喉	3	膀胱	2
胰腺	2	胰腺	2
其他部位	17	其他部位	21

2005 年美国按部位排名的癌症致死率

男性	病例（%）	女性	病例（%）
肺和支气管	31	肺和支气管	27
前列腺	10	乳腺	15
结肠和直肠	10	结肠和直肠	10
胰腺	5	卵巢	6
白血病	4	胰腺	6
食管	4	白血病	4
肝和肝内胆管	3	非霍奇金淋巴瘤	3
非霍奇金淋巴瘤	3	子宫颈	3
膀胱	3	多发性骨髓瘤	2
肾和肾盂	3	脑和其他神经系统	2
其他部位	24	其他部位	22

糖尿病评估

特点	1 型	2 型 *
发病	儿童或青少年	成年后出现，大于 40 岁
病因学	朗格汉斯岛的胰岛 β 细胞几乎不产生胰岛素	部分胰岛素的产生减少或胰岛素敏感性降低
治疗	胰岛素依赖	非胰岛素依赖，可通过饮食、运动或减重来控制

注：*2 型糖尿病患者往往变得像 1 型糖尿病患者，因为他们变得胰岛素依赖。随着时间的推移，当患者不遵循饮食和运动，胰腺发生病变（萎缩），胰岛素产生减少时，就会发生这种情况。

受糖尿病影响的系统		
系统	障碍和异常	对康复专业人员的临床意义
心血管	血压升高 肢体和小血管循环受损 无症状缺血 / 无症状心肌供血不足	在静息和活动时检测血压 评估伤口 在活动中监测症状；观察气短，而非心绞痛
内分泌	胆固醇升高 甘油三酯升高	评估实验室检查结果；转诊控制血脂
表皮	由于循环受损影响愈合	评估皮肤；评估手术后瘢痕 / 切口
神经	外周神经病变 手部和足部感觉下降 胸部疼痛感觉下降 自主神经病变 体位性低血压 异常生命体征反应	指导皮肤检查、足部治疗或鞋选择 气短 = 糖尿病心绞痛 / 此类患者可能不会感觉到典型的胸痛 在所有活动时监测生命体征
视力	视网膜病变：视力下降	评估视觉
肾	肾动脉疾病；肾小球受损，滤过受损	通过实验室检查排除肾脏问题（肌酐和尿素氮）

低血糖的症状 / 体征	
肾上腺素升高的表现 *	神经系统的表现
无力	头痛
多汗	体温过低
心动过速	视觉障碍
心悸	精神迟滞
震颤	意识错乱
紧张	遗忘
烦躁	癫痫

低血糖的症状 / 体征	
肾上腺素升高的表现 *	神经系统的表现
口和手指麻刺感	昏迷
饥饿	
恶心	
呕吐	

注：* 这些症状在使用 β- 受体阻滞剂时可能不可见或不会出现。

糖尿病运动注意事项

- 所使用的胰岛素类型
- 胰岛素起效时间
- 胰岛素峰值时间
- 胰岛素作用时长
- 注射部位
- 胰岛素注射与开始运动的间隔时间
- 运动与最后一次进食的间隔时间

第四章 外科疾病

骨性关节炎和类风湿性关节炎的区别		
	骨性关节炎	类风湿性关节炎
病因	关节软骨破坏增多、年龄和特定关节损伤 / 外伤	自身免疫问题导致 可能为遗传易感性
疼痛起源	骨与骨间磨损导致疼痛	滑膜关节炎症
关节	常见于单一关节	多关节受累
症状	疼痛是由于受累关节的反复使用 晨僵（< 30 分钟），关节疼痛在日间逐渐加重 长时间不活动时僵硬加剧	晨僵 > 1 小时 发红 / 发热 手足部小关节常受累 极度疲劳 双侧对称性关节受累

骨性关节炎和类风湿性关节炎的区别		
	骨性关节炎	类风湿性关节炎
诊断	体格检查、症状 关节穿刺术和关节液清除	实验室检查 　类风湿因子 + 　抗环化瓜氨酸多肽试验 　结果 + 　C 反应蛋白升高 　红细胞沉降率结果升高
治疗	疼痛减轻、重建功能 非甾体抗炎药、镇痛药、类固醇 　注射 支撑 / 支具、关节周围肌力训练、 　减重	药物：生物制剂、抗风湿 　药物、皮质类固醇、非 　甾体抗炎药 发炎关节制动、夹板 最终处理方案为手术

年龄的影响	
组织 / 器官	随年龄发生的改变
骨骼	骨质从 30 岁开始流失 骨质减少风险升高 骨质疏松风险升高
身体成分	转变为非脂质含量降低和脂肪含量升高 腹内脂肪增多
胶原组织	组织失水、交联增多、弹性纤维丧失
心血管组织	最大心率下降 最大摄氧量下降 血管组织变硬、顺应性下降 心排血量下降，导致心室充盈时间减慢 窦房结细胞丧失 动静脉氧携带量下降
神经组织	运动速度变慢
免疫组织	免疫力下降
激素	激素功能下降，功能障碍增加

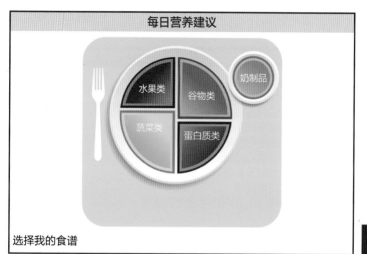

选择我的食谱

惠允引自 United States Dept. of Agriculture http://www.choosemyplate.gov/

2002 年世界卫生组织 / 联合国粮食及农业组织专家 咨询团联合日常食谱建议	
食谱因素	建议
总脂肪	15% ~ 30%
饱和脂肪酸	< 10%
多不饱和脂肪酸	6% ~ 10%
反式脂肪酸	< 1%
总碳水化合物	55% ~ 75%
游离糖	< 10%
复杂碳水化合物	无具体推荐比例
蛋白质	10% ~ 15%
胆固醇	< 300mg
水果和蔬菜	> 400g/d
钠	< 5g/d

第五章　心肺疾病

心血管和肺部功能障碍的 ICD-10 编码

（I00-I99）循环系统疾病

I00-I02	急性风湿热
I05-I09	慢性风湿性心脏病
I10-I15	高血压病
I20-I25	缺血性心脏病
I26-I28	肺心病和肺循环疾病
I30-I52	其他类型心脏病
I60-I69	脑血管疾病
I70-I79	动脉、小动脉和毛细血管疾病
I80-I89	静脉、淋巴管和淋巴结疾病；无法归类的其他疾病
I95-I99	循环系统的其他疾病和非特异性疾病

（J00-J99）呼吸系统疾病

J00-J06	急性上呼吸道感染
J09-J18	流感和肺炎
J20-J22	其他急性下呼吸道感染
J30-J39	其他上呼吸道疾病
J40-J47	慢性下呼吸道疾病
J60-J70	由于外在致病因子导致的肺部疾病
J80-J84	其他主要影响间质的呼吸疾病
J85-J86	下呼吸道化脓和坏死
J90-J94	其他胸膜疾病
J95-J99	其他呼吸系统疾病

（R00-R09）影响循环和呼吸系统的症状和体征

R00	心律失常
R01	心脏杂音和其他心音
R03	无诊断的血压升高
R04	呼吸道出血
R05	咳嗽
R06	呼吸异常
R07	喉部和胸部疼痛
R09	其他影响循环和呼吸系统的症状

第五章　心肺疾病

心血管和肺部功能障碍的快速筛查		
评估 / 筛查	结果	正常 / 异常
心音		
肺音		
生命体征		
症状		
诊断		
心电图		
超声（Echo）		
胸片（CXR）		
肺功能检查（PFT）		
动脉血气（ABG）		
肺通气灌注扫描（VQ scan）/ 螺旋 CT		
活组织检查		
其他		
实验室检查		
胆固醇 / 甲状腺球蛋白		
肌钙蛋白、肌酸激酶同工酶（CK-MB）、乳酸脱氢酶同工酶 1（LDH-1）		
葡萄糖、糖化血红蛋白		
血尿素氮 / 肌酐		
脑钠肽		
其他异常实验室检查结果？		
这些是什么药物？这些药物用于治疗哪些疾病？		

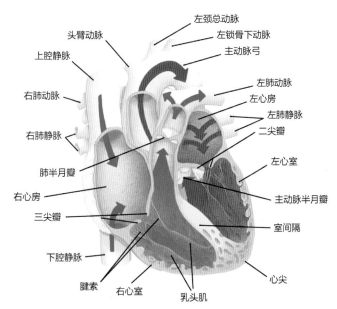

头臂动脉
左颈总动脉
左锁骨下动脉
主动脉弓
上腔静脉
右肺动脉
左肺动脉
左心房
左肺静脉
右肺静脉
二尖瓣
肺半月瓣
左心室
右心房
主动脉半月瓣
三尖瓣
室间隔
下腔静脉
心尖
腱索　　右心室　　乳头肌

心脏和主要血管的正面观

惠允引自 Scanlon and Saunders: Essentials of Anatomy and Physiology, ed. 4. Philadelphia, F.A. Davis Co., 2003, p 262.

第五章　心肺疾病

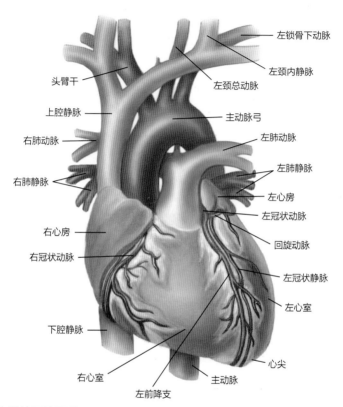

左锁骨下动脉
左颈内静脉
左颈总动脉
头臂干
上腔静脉
主动脉弓
右肺动脉
左肺动脉
左肺静脉
右肺静脉
左心房
左冠状动脉
右心房
回旋动脉
右冠状动脉
左冠状静脉
左心室
下腔静脉
心尖
右心室
主动脉
左前降支

心脏的冠状面观

惠允引自 Gylys: Medical Terminology Systems: A Body Systems Approach, ed. 5. Philadelphia, F.A. Davis Co., 2003, p 191.

第五章 心肺疾病

肺的解剖

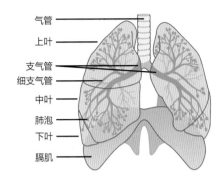

气管
上叶
支气管
细支气管
中叶
肺泡
下叶
膈肌

肺的解剖

肺部评估
呼吸评估

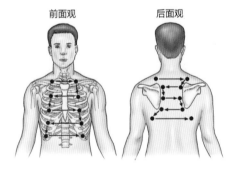

前面观　　　后面观

听诊

　　应避免听诊中常见的错误。

■ 隔着患者的衣物听呼吸音
■ 听诊器橡皮管与床沿或衣物发生摩擦

- 在较吵闹的房间进行听诊
- 将胸毛的声音误解为附加的肺音
- 仅听诊"方便"听诊的区域（如仅听诊前面）

胸壁的触诊

异常发现和解读

- 移动至"患侧"：肺组织减少（肺叶切除、肺切除）
- 移动至"非患侧"
- 肺压升高（胸腔大面积的积液）
- 左右两侧缺乏对称性：某区域移动和对侧不对称

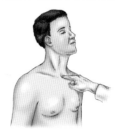

触诊确定是否存在气管偏移

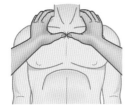

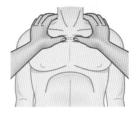

上叶运动的触诊

惠允引自 White, G. Respiratory Notes, Philadelphia: F.A. Davis, 2008.

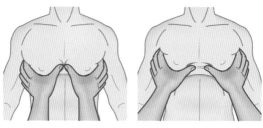

前面观

右侧中叶和左舌侧叶运动的触诊

惠允引自 White, G. Respiratory Notes, Philadelphia: F.A. Davis, 2008.

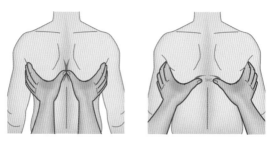

后面观

下叶运动的触诊

惠允引自 White, G. Respiratory Notes, Philadelphia: F.A. Davis, 2008.

■ 斜角肌的肌肉活动增多：附属肌肉的使用增多；在慢性阻塞性肺疾病、脊髓损伤、瘢痕或不正常呼吸力学的患者中缺乏膈肌运动

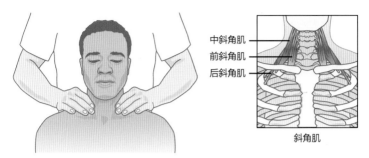

中斜角肌
前斜角肌
后斜角肌

斜角肌

呼吸时触诊斜角肌的肌肉活动

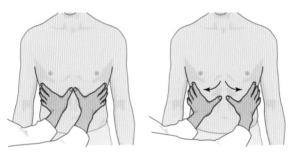

膈肌运动的触诊

- 通常情况下，触诊时应感受到振动一致
- 振动增强提示存在分泌物
- 震颤减弱提示空气增多

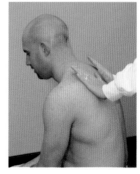

震颤的触诊（使用手掌）

排除心绞痛的规则。

- 骨骼疼痛加重提示骨折
- 肌肉疼痛加重提示由于过度使用或损伤而导致的肌肉炎症
- 在深呼吸或触诊时不适感加重提示非心绞痛
- 肋软骨连接处疼痛可能由于关节炎症所致

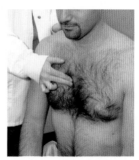

胸壁疼痛或不适的触诊

呼吸音评估	
呼吸音	**解读**
吸气和呼气时声音、音调和强度恰当：无异常声响	正常
声音减弱	过度通气：慢性阻塞性肺疾病 通气不足：急性肺部疾病（如肺不张、气胸、胸腔积液等）
声音消失	胸腔积液、气胸、肥胖、妊娠晚期时的肺下叶、慢性阻塞性肺疾病严重过度通气
支气管呼吸音	实变（肺炎）、大面积肺不张伴邻近气道通畅
哮鸣音（干啰音）	弥漫性气道阻塞通常伴有支气管痉挛、肿瘤或局部狭窄
爆裂音（湿啰音）	在吸气和呼气时出现分泌物；仅在吸气时出现肺不张
说话声音减小重复 99 或 A 音（译者注：英文发音）	肺不张、胸腔积液、气胸
说话声音增大	实变、肺纤维化
肺外不定音：胸膜摩擦	胸膜炎

发音、咳嗽和痰的评估		
评估	异常发现和解读	
发音	呼吸困难 在下一次呼吸前数出数字 语音控制不佳：肌肉无力	
咳嗽	无效咳嗽：评估肌肉无力和疼痛 产生分泌物：评估分泌物和长期存在的分泌物 猛烈的咳嗽 / 疼挛：可能是误吸或支气管痉挛 无分泌物但持久：可听诊评估感染体征、肺纤维化、肺部 　感染	
痰	评估颜色	
	白色 / 透明	未感染
	黄色 / 绿色	感染
	血红色	可能是刺激气管 / 支气管的咳嗽
	锈色	结核或真菌感染
	血样痰	肿瘤或肺梗死治疗中的危险信号
	评估一致性	
	厚、浓、黏液样	急性 / 恶化、也可能是脱水
	泡沫样	水肿 / 心力衰竭
	评估痰液的量	
	量大	长期存在的问题
	原来正常，现增加	表示急性加重
	评估气味	
	支气管扩张特定气味痰	厌氧菌感染
痰性呼吸	臭味：口腔 / 呼吸道厌氧菌感染 丙酮：酮症酸中毒	

■ 氧体积分数 = 吸入氧气的比例
  ■ 吸入空气中氧气的百分比
  ■ 室内空气 = 21% 的氧气

  通过鼻导管给予的氧气

■ 1 L/min 24%
■ 2 L/min 28%
■ 3 L/min 32%
■ 4 L/min 36%
■ 5 L/min 40%
■ 6 L/min 44%

传递模式	适应证
流量计	氧气由墙壁内供氧系统提供；使用急性照护和高流量不便携；配鼻导管或呼吸面罩后，会方便患者移动
鼻导管	以 1~6 L/min 的流量使用；提供的氧体积分数为 24%~44%，若不通过鼻呼吸则无益处
高流量鼻导管	最适合需要大于 6 L/min 的鼻套管的患者；最高氧流量以 15 L/min 的速度，高达 75% 的吸氧浓度（FiO_2）；更舒服，可以吃/喝/说话，比戴面罩容易使用 对于许多诊所来说是新技术
鼻氧管	专用带储氧罐的鼻导管；节省氧气；使用氧气减少 25%~75%；患者需要氧气量下降，节省氧气；在家输送氧气的好方法
氧气浓缩器	包含 6900 L 氧气；在家中使用或高流量使用 大：不便携
氧气罐	使用最广泛 很重：7.71kg；较难使用，也同样存在移动不便的问题；高流量时容积下降

传递模式	适应证
便携式液态氧气装置	更轻巧，便于携带；可以脉冲或连续流量供氧。连续流量供氧最适合耐力活动（步行等） 重量 < 1.81 kg；高流量快速流空；如果在脉冲模式下，节省氧气的使用，但患者可能无法进行耐力活动
便携式氧气浓缩器	轻巧（重量 < 4.54 kg）；便携式；可使用液态氧气的时间更长；1050 mL /min 的氧气容量；电池寿命 8 小时
简易面罩	以增加流速（5~10 L /min）的湿空气向面部输送氧气；提供的 FiO_2 为 35%~55% 可能产生面罩幽闭恐惧，说话困难；最适合用口呼吸
气雾面罩	当流量 > 10~12 L /min 时，可控制氧气量；FiO_2 为 35% ~ 100% 患者无法长时间耐受使用面罩
文丘里面罩	通过侧面端口使用室内空气提供更大的气体流量（4~10 L /min）；FiO_2 为 24%~50%（请参阅下文中文丘里管阀颜色指南框） 患者不能长时间耐受面罩
部分非呼吸面罩	面罩带有可提供更高能量的氧气储存罐（袋），可为患者提供更多的氧气 非呼吸面罩流量 6 L /min = 60%；7 L /min = 70%；8~10 L /min = 80% 以上 优势：达到 FiO_2 需要的氧气流量下降
持续气道正压通气（CPAP）	持续气道正压通气，用于减少气道闭合，改善睡眠呼吸暂停，以及患者睡眠时出现的动脉血气分析不佳

文丘里阀：颜色指南		
颜色	流量	氧气输送（%）
蓝	2	24
白	4	28
黄	6	35
红	8	40
绿	12	60
使用氧气治疗	60% 或大于 10l 重复呼吸	90 ~ 94

氧气的使用

目前对毛细血管扩张性共济失调综合征（ATS）短期使用氧气的建议。

- PaO$_2$ < 55 mmHg 或 SpO$_2$ < 88%
- 当 55 mmHg ≤ PaO$_2$ ≤ 59 mmHg 时附加诊断（动脉型肺动脉高压、肺炎）
- 当 PaO$_2$ ≥ 60 mmHg 或 SpO$_2$ ≥ 90%并在活动期间不饱和时，患者应在所有活动中吸氧
- 所有活动中均使用氧气以保持 SpO$_2$ > 90%
- 减少静止时的氧气使用
- 在睡眠和活动时评估氧气

脉搏血氧仪使用中的错误

- 低灌注（CO）或心律不齐
- 探头不正确，使用头戴式探头有帮助
- 指甲油、污垢会影响传感器的光路
- 低温 – 四肢血液分流
- 手指放置位置错误 – 使用中指或环指
- 运动或负重

惠允引自 Kim 2008; Proc Am Thor Soc.

机械通气／辅助通气	
模式	适应证
受控通气：以设定速率增加呼吸压力	控制每次呼吸的速度、深度和频率
辅助或辅助控制通气：当患者吸气时负压低于所预设的压力阈值时，将触发预设的呼吸压力	患者控制通气，但吸气量下降；用于术后照护、撤机，避免气道峰值压力升高；难以用镇静剂或麻痹药物治疗的患者
间歇指令通气：预设速率，自主用力 ± 同步间歇指令通气：通过自发吸气用力启动强制呼吸	患者通过通气回路能完成自主呼吸，但呼吸机以预设的间隔进行强制通气；同步间歇指令通气传递潮气量下降，气道压力升高
压力支持通气：患者的自主通气用力，外加预设的压力	减少呼吸做功 用于术后照护、撤机，避免气道峰值压力升高；难以用镇静剂或麻痹药物治疗的患者
经鼻持续气道正压通气	治疗阻塞性睡眠呼吸暂停；非侵入性通气
双相气道正压或双水平气道正压通气	非侵入性通气：增加急性肺水肿时通气；比持续气道正压通气做功快；吸气和呼气时压力不同
通气：增强／改善 1. 吸气时闭气 2. 呼气末正压通气 3. 呼气延迟 4. 持续气道正压通气	1. 在呼气前，预设压力或流量在预设时间内维持。用于减轻肺不张程度 2. 呼气后产生阻力以维持肺泡更长时间张开；募集塌陷肺泡 3. 呼气时提供阻力 4. 在患者自主呼吸时提供的基线升高

适应性设备检查清单		
ICU 或手术室		
监控 / 照护设备	有	无
氧气		
血氧饱和度检测仪		
遥测仪		
静脉注射（IV）线		
动脉线		
负压吸引		
营养泵（NG）/ 鼻饲管		
主动脉内球囊泵		
体外膜氧合器（ECMO）		
呼吸机		
其他		

心血管评估

心音		
声音	正常或异常	定义
第一心音（像 Lub）	正常	与二尖瓣和三尖瓣关闭相关；与心脏收缩期出现相关；二尖瓣和三尖瓣区听诊音最强
第二心音（像 Dub）	正常	伴有肺动脉瓣和主动脉瓣关闭；伴随舒张期出现；主动脉区或肺区听诊音最强
第四心音（像 La Lub Dub）	异常	钟型听诊器听诊：心房奔马律；心室填充阻力升高迹象。第四心音：冠心病、肺部疾病、高血压性心脏病以及心肌梗死或冠状动脉搭桥术后

心音		
声音	正常或异常	定义
杂音 分级：Ⅰ~Ⅳ/ 　　Ⅵ级	异常	提示有反流或者通过瓣膜有阻力 ● Ⅰ级基本上听不到杂音 ● Ⅳ级及以上有临床意义，Ⅵ级杂音最大 心脏收缩：在第一心音和第二心音之间听到 舒张压：在第二心音之后听到
心包摩擦音		每次心搏时发出刺耳的或者嘶哑的摩擦 　　音，提示积液流入心包囊或者存在炎症

注：La、Lub、Dub 为拟声词，声似啦、噜、嘟，正常情况下极轻微，只有心脏出现异常时听诊较明显。

心音听诊

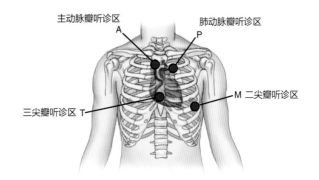

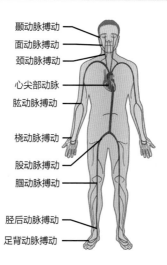

颞动脉搏动
面动脉搏动
颈动脉搏动
心尖部动脉
肱动脉搏动
桡动脉搏动
股动脉搏动
腘动脉搏动
胫后动脉搏动
足背动脉搏动

循环评估

动脉功能不全测试	
测试	描述
踝肱指数（ankle brachial index, ABI）：评估外周动脉疾病的非侵入性测试	<ul><li>将充气袖带套在踝骨上方的踝关节周围</li><li>将多普勒超声探头放在胫后动脉处测量该部位的压力</li><li>将多普勒探针放在足背动脉上，测量压力</li><li>正常情况下，压力 < 10 mmHg、压差 > 15 mmHg，表示近端闭塞或狭窄</li></ul>

动脉功能不全测试	
测试	描述
毛细血管充盈：体表血流指征	<ul><li>观察患者足趾的颜色</li><li>按压足趾远端 5 秒</li><li>记录毛细血管充盈时间 – 足趾表面颜色恢复所需的时间</li><li>正常时间 < 3 秒</li></ul>
Rubor 相依性：间接评估下肢的动脉血流	<ul><li>患者仰卧位，注意足底颜色</li><li>将下肢抬高至 60° 维持 1 分钟</li><li>注意足底颜色，正常＝几乎没有颜色变化；动脉供血不足＝肤色变浅</li><li>将下肢放回支撑面上</li><li>记录回到原始颜色的时间，正常＝15~20 秒</li><li>抬高 45~60 秒后颜色苍白＝轻度供血不足</li><li>抬高 30~45 秒后颜色苍白＝中度供血不足</li><li>抬高 25 秒内颜色苍白＝严重供血不足</li></ul>
静脉充盈时间	<ul><li>患者仰卧位，观察足背浅静脉</li><li>将肢体抬高至 60° 维持 1 分钟</li><li>将肢体放到床面以下</li><li>记录浅静脉充盈恢复的时间</li><li>正常＝5~15 秒；如果大于 20 秒＝严重的动脉供血不足；如果立即出现充盈＝静脉功能不全</li></ul>

水肿评估	
1+	几乎看不到压痕（凹陷）
2+	很容易识别的压痕（easily identified depress, EID），在 15 秒内 2 个以上压痕回弹
3+	15~30 秒内很容易识别的压痕回弹至初始状态
4+	很容易识别的压痕回弹时间 > 30 秒

对各种运动的生理反应的评估					
活动	心率	血压	症状	SpO$_2$	自觉疲劳程度量表
仰卧位					
坐位					
站立位					
步行（包括需要辅助、需要辅助用具、用足行走）					
日常生活活动表现					

Borg 评分量表

可用来对任务的用力程度打分，或作为呼吸困难的评分量表来测量任务中的呼吸困难程度。

6

7 极其轻松

8

9 很轻松

10

11 轻松

12

13 有点吃力

14

15 吃力

16

17 非常吃力

18

19 极其吃力

惠允引自 Borg, GA: Psychological basis of physical exertion. Med Sci Sports Exerc 14:377, 1982.

静息血压指南 NHLBI2003		
阶段	收缩压（mmHg）	舒张压（mmHg）
正常	< 120	< 80
高血压前期	120～139	80～89
高血压Ⅰ期	140～159	90～99
高血压Ⅱ期	> 160	> 100

活动的生理反应			
	正常	异常	备注
心率	静息：成人 60～90 次/分； 青少年 60～100 次/分； 儿童 75～140 次/分； 婴儿 80～180 次/分 活动：当活动强度升高时 心率逐渐升高 稳定状态运动：无变化， 节奏应该是规则的	静息：< 60 次/分或> 90 次/分 活动：心率快速升高 当增加活动时，心率降 低很少或者无变化 稳定状态运动时心率不 规则：心率逐渐加快	运动员：静息心率 可能 < 60 次/分 发热、焦虑等 情况时静息 心率升高 静息时不规则： 检查节律；见 心电图章节
血压	静息：收缩压成人 < 130 mmHg；婴儿 < 70 mmHg；儿童 < 90 mmHg 舒张压成人 < 90 mmHg； 婴儿 < 55 mmHg； 儿童 < 58 mmHg； 活动：收缩压随活动强度 升高而升高 稳定状态运动：收缩压或 舒张压无变化	静息：收缩压成人 > 140 mmHg 或舒张压成 人 > 90 mmHg 活动：舒张压快速升高 活动增加时，心率增加 不明显，很迟钝 活动增加时收缩压下降 舒张压逐渐升高 稳定状态运动：逐渐 升高	体位改变（从坐 位到站立位） 时收缩压下 降，站立位时 血压下降：体 位性低血压 将站立与步行时 的血压进行对 比，而非对比 坐位和步行时 的血压
血氧饱和度	静息：98%～100% 活动：无变化	静息：< 98% 活动：活动增加时下降	个体在被观察时 会改变呼吸 频率 通常在评估心率 的同时监测血 氧饱和度

运动负荷增加时正常的血压反应

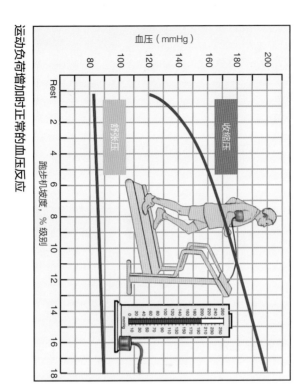

血压（mmHg）

舒张压

收缩压

跑步机坡度，% 级别

心绞痛症状的评估

- 常表现为主观症状
  - 极度疲劳
  - 嗜睡
  - 气短
  - 无力
- 右侧二头肌中段单独出现的疼痛可能延误诊断

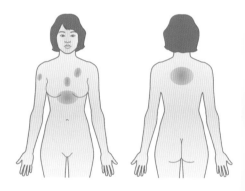

女性心绞痛相关的疼痛模式

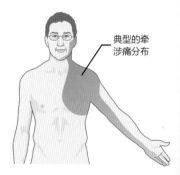

典型的牵涉痛分布

男性心绞痛相关的疼痛模式

与心绞痛相关的疼痛模式

- 女性与男性的疼痛模式可能不同
- 胸骨下区域不适通过尺神经分布区（左侧）放射至左肩和手臂
- 牵涉痛可能仅出现在左肩或沿左肩并向下至肘关节处
- 心绞痛可能偶尔会牵涉至背部的左侧肩胛骨区域或肩胛骨间区域（右侧）
- 疲劳、无力或呼吸短促

心绞痛和呼吸困难评分		
心绞痛 5 级分级	呼吸困难 5 级分级	改良 Borg 评分
0 无心绞痛	0 无呼吸困难	0 无
1 轻微，常不可感知	1 轻度，可感知 2 轻度，些许困难	1 非常轻微 2 轻微
2 中度，困扰	3 中度困难，但仍能继续	3 中度 4 略严重
3 严重，非常不舒适； 心肌缺血前疼痛	4 非常困难，无法继续	5 严重 6
4 剧痛；缺血性疼痛		7 非常严重 8 9 10 极度严重，极限

改良呼吸困难评分（呼吸）					
评分					
A	B	C	D	E	F
严重程度					
0 无	1~2 非常轻微	3~4 轻微	5~6 中度	7~8 重度	9 非常严重 10 极限

第五章　心肺疾病

左心衰竭的症状和体征

- 疲劳、呼吸困难或在轻度运动时呼吸短促
- 由于呼吸困难或呼吸短促无法平卧（端坐呼吸）
- 夜晚突然起身呼吸（PND，夜间阵发性呼吸困难）
- 射血分数下降（＜40%）
- 胸部 X 线片显示间质水肿或肺水肿
- 双侧肺底爆裂音或啰音
- 隔夜后体重增加 0.90～1.35 kg 是代偿不良的表现

右心衰竭的症状和体征

- 疲劳、呼吸困难或在轻度运动时呼吸短促
- 双侧下肢、双手水肿，腹部肿胀，肝淤血
- 颈静脉怒张
- 发绀和（或）血氧分压或血氧饱和度下降

腹部动脉瘤的症状和体征

- 胸痛、可触及性搏动增加（腹部）
- 躺下时可在腹部感觉到心搏动
- 腹部中段左侧面钝痛或腰痛
- 腹股沟和（或）腿痛
- 腿部无力或者一过性麻痹

动脉疾病的症状和体征

- 间歇性跛行
- 休息时烧灼样、缺血性疼痛
- 肢体抬高时静息性疼痛增加；将足部垂下床边或椅子边后疼痛缓解
- 指甲和毛发生长不良
- 循环 / 愈合不良，在下肢远端可能出现溃疡或坏疽

直立性低血压的症状和体征

- 心率增加和出现症状时，收缩压下降 ＞ 10 mmHg
- 直立位头重脚轻或眩晕

- 开始站立位时晕厥
- 神志不清或视觉模糊
- 开始站立位时双腿无力/颤抖

雷诺病的症状和体征

暴露于冷或强烈的情绪下会出现症状。

- 手指发青或发蓝
- 手指发冷、麻木和疼痛
- 手指强烈泛红

运动评估
6 m 或 20 m 步行速度评估

用于功能评估

　　将步行距离（4 m 或 10 m）除以行走该距离所需要的时间，转化为速度（单位：米/秒）

- 20 m 距离中 5 m 加速和减速，10 m 计时行走距离

$$\longrightarrow \qquad \longrightarrow \qquad \longrightarrow$$

5 m 加速　　　　　10 m 计时走　　　　5 m 减速

- 6 m 和 1 m 加速和减速，4 m 计时走距离

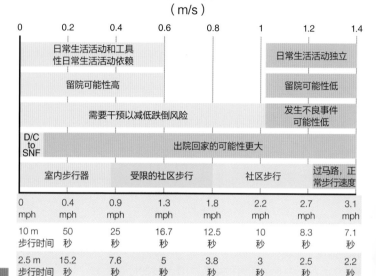

步行速度 (m/s)							
0	0.2	0.4	0.6	0.8	1	1.2	1.4

日常生活活动和工具性日常生活活动依赖 / 日常生活活动独立

留院可能性高 / 留院可能性低

需要干预以减低跌倒风险 / 发生不良事件可能性低

D/C to SNF 出院回家的可能性更大

室内步行器 / 受限的社区步行 / 社区步行 / 过马路，正常步行速度

0 mph	0.4 mph	0.9 mph	1.3 mph	1.8 mph	2.2 mph	2.7 mph	3.1 mph
10 m 步行时间	50 秒	25 秒	16.7 秒	12.5 秒	10 秒	8.3 秒	7.1 秒
2.5 m 步行时间	15.2 秒	7.6 秒	5 秒	3.8 秒	3 秒	2.5 秒	2.2 秒

注：D/C to SNF= 出院至专业护理院（skilled nursing facility, SNF）；mph—每小时英里数（1 mph=1.6 km/h）。

6 分钟步行测试

6 分钟步行测试是通过 6 分钟内患者能够步行的距离来测量患者的运动耐力。

- 使用特定的测量路径（最佳长度：33m）；以 3.3 m 的间隔标记行走表面；每 16.5 m 可放置一把椅子
- 患者以规律的节奏步行 6 分钟，同时治疗师监测血氧饱和度和呼吸困难水平
- 患者可携带氧气，过程中可能需要休息，但休息期间继续计时
- 记录距离、血氧饱和度、呼吸困难水平和休息次数
- 设备：秒表、6 分钟步行记录表、听诊器和血压计、脉搏血氧饱和度监测仪；如需要，还可以补充氧气和（或）遥测仪

往返步行测试

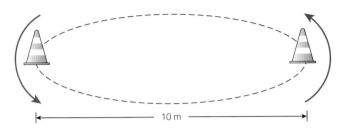

级别	速度（m/s）	往返次数级别	每个级别末步行距离（m）
1	0.50	3	30
2	0.67	4	70
3	0.84	5	120
4	1.01	6	180
5	1.18	7	250
6	1.35	8	330
7	1.52	9	420
8	1.69	10	520
9	1.86	11	630
10	2.03	12	750
11	2.20	13	880
12	2.37	14	1000

平板运动试验：最常用的方案

Bruce 方案 *		
速度	等级	时间
1.7 mph	10%	3 分钟
2.5 mph	12%	3 分钟
3.4 mph	14%	3 分钟
4.2 mph	16%	3 分钟
5.0 mph	18%	3 分钟

注：* 在医院中常用于诊断。

Balke 方案
- 最常用于运动员
- 起始：3.3 mph，0%，每分钟等级升高 1%

Harbor/Ramp 方案
以舒适的步行速度开始步行，根据体能水平每分钟升高等级。

Naughton 方案				
阶段	速度	坡度	时间	MET
0	1 mph	0%	2 分钟	1.6 MET*
I	2 mph	0%	2 分钟	2 MET*
II	2 mph	3.5%	2 分钟	3 MET*
III	2 mph	7%	2 分钟	4 MET*
IV	2 mph	10.5%	2 分钟	5 MET*
V	2 mph	14%	2 分钟	6 MET*
VI	2 mph	17.5%	2 分钟	7 MET*

注：*MET 即任务的代谢当量：1 MET = 静坐时个体氧气消耗量或 3.5 ml O_2/kg / min。所有其他 MET 都是 1 MET 的倍数，是任务中氧气消耗的估算值。

异常症状和体征	
症状和体征	异常反应
血压	• 血压异常升高：收缩压 > 240 mmHg • 舒张压 > 110 mmHg • 运动性低血压（随着运动强度增加，收缩压下降 > 10 mmHg）
异常心率反应	• 相对活动增加，心率增加过快 • 在活动需要心率增加时心率无法增加
不耐受的症状	• 症状减轻时，活动可以增多（通常表示心律不齐） • 心绞痛的程度明显增加 • 呼吸困难 • 过度疲劳 • 精神错乱或头晕 • 跛行
体征	• 过度疲劳 • 精神错乱或头晕 • 跛行 • 冷汗 • 共济失调 • 新的心脏杂音 • 苍白 • 听诊可闻及肺部啰音 • 明显的第三心音出现（S_3） • 血氧饱和度下降
心电图	• 严重心律不齐（多发性室性期前收缩、室性期前收缩二联律、室性期前收缩三联律） • 二度或三度房室传导阻滞 • 急性 ST 段改变

胸骨的注意事项关系图

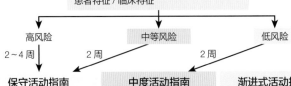

胸骨并发症的风险

主要和次要危险因素数量
胸骨不稳定量表评分
患者特征 / 临床特征

高风险　　　　　　　中等风险　　　　　　　低风险

2~4周　　　2周　　　　　　　2周

保守活动指南

- 不能提举、推或拉 > 4.5 kg
- 上肢无支撑时肩关节外展不得 > 90°
- 无痛范围内进行肩部的主动关节活动训练
- 肩胛骨回缩不超过中立位
- 避免仰卧位时主动屈曲或旋转躯干
- 在坐-站转移时不能使用上肢
- 使用胸骨反压（夹板）时咳嗽和瓦尔萨尔瓦呼吸
- 禁止驾驶

中度活动指南

- 不能提举、推或拉 > 4.5 kg
- 上肢无支撑 > 4.5 kg 时单侧肩关节外展或屈曲不得 > 90°
- 无痛范围内进行肩部和肩胛骨的主动关节活动训练
- 避免仰卧位时主动屈曲或旋转躯干
- 在坐-站转移时可在肩部中立位时使用上肢辅助
- 使用胸骨反压（夹板）时咳嗽和瓦尔萨尔瓦呼吸
- 前 2 周内禁止驾驶

渐进式活动指南

- 不能提举、推或拉 > 4.5 kg
- 每侧上肢负重 > 4.5 kg 时单侧肩关节外展或屈曲不得 > 90°
- 全范围肩关节和肩胛骨活动
- 避免躯干屈曲和旋转抗阻运动
- 必要时使用上肢进行坐-站转移
- 使用胸骨反压（夹板）时咳嗽和瓦尔萨尔瓦呼吸
- 可恢复驾驶

2周　　　　　否　　正常愈合　是　　　　　2周　　　　否　　正常愈合　是　　　　　　否　　正常愈合　是

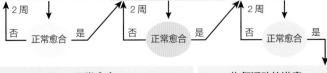

正常愈合

- 改善胸骨疼痛
- 胸骨无摩擦音或滑动的响声
- 触诊无捻发音
- 皮肤完全愈合
- 没有局部或全身感染的症状和体征

恢复活动的进度

- 每 1~2 周增加提举、推和拉重量 4.5~9 kg
- 恢复日常生活活动、工具性日常生活活动、职业和休闲活动

心肺辅助诊断			
诊断性测试	适应证	测试所收集到的信息	注意事项和备注
胸部 X 线片（CXR）	评估肺部和胸壁的解剖异常及病理进程	肺的尺寸、心脏的尺寸 肋骨、胸骨、锁骨、血管标记物的整体性 慢性期与急性期的变化情况 肺野：尺寸、有无液体分泌物、过度通气／通气不足、是否存在胸腔积液	前后向摄影通常在患者卧位时进行；因此患者通常由于用力不足而出现通气不足的情况
心电图	评估胸痛以确认是否存在急性损伤；评估肥大或陈旧性梗死（损伤）；评估心脏节律	心脏节律 陈旧性心肌梗死 心室肥大／心房肥大 急性缺血、损伤、梗死带来的损伤	不能预测缺血或梗死；可使用应力测试来预测
心脏超声	评估瓣膜功能和（或）心室尺寸	瓣膜的完整性和功能 心室尺寸、评估心包囊	非侵入性
动态心电图	评估心脏节律；评估晕厥	24 小时记录心脏节律	非侵入性

心肺辅助诊断			
诊断性测试	适应证	测试所收集到的信息	注意事项和备注
CT、螺旋CT或MRI	异常CXR会显示出结节或者肿块	增强图像可用于解释结节或肿块 螺旋CT是识别肺栓塞的金标准	非侵入性，但CT确实会产生辐射
应力测试、运动应力、运动应力下核磁影像、运动下2D/3D超声、药理应激（腺苷、多巴酚）	确定有氧能力 评估心肌氧气供应是否满足需求（评估胸痛/冠状动脉疾病/局部缺血）	最大VO$_2$、心率、血压对活动的反应，评估胸痛 评估局部缺血 是否存在心律不齐 运动限制	女性的假阳性和假阴性率 需要进行应力测试的其他成像方法（铊，2D/3D超声）
冠状动脉导管插入术	胸痛、缺血	血流和冠状动脉的完整性 瓣膜之间的压力变化 估计射血分数	如果患者对贝类或碘过敏，则会对造影剂过敏 股动脉导管术后需24小时卧床休息

心肺辅助诊断			
诊断性测试	适应证	测试所收集到的信息	注意事项和备注
肺通气灌注扫描	排除肺栓塞，特别是在深静脉血栓时	气体分散在肺中局部通气与肺泡通气和肺弥散相匹配	检查的信度与技师和结果解读相关
支气管镜	获取痰液样本看是否有感染、肿瘤；帮助清除患者无法自行清除的黏性分泌物	可获得支气管树中不可进入区域内的直接影像	可能引起支气管痉挛
肺功能检查	疾病的分类：阻塞性 vs 限制性；评估疾病的严重程度	气道的完整性呼吸肌群的功能肺组织的情况	患者必须有足够的肌力、耐力来进行测试

第五章 心肺疾病

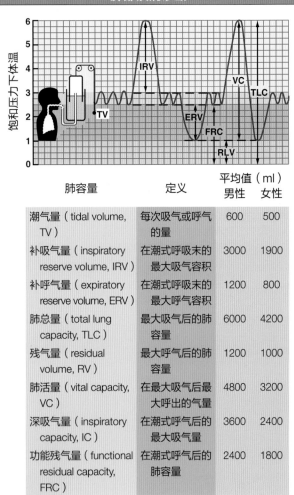

肺容量	定义	平均值（ml）	
		男性	女性
潮气量（tidal volume, TV）	每次吸气或呼气的量	600	500
补吸气量（inspiratory reserve volume, IRV）	在潮式呼吸末的最大吸气容积	3000	1900
补呼气量（expiratory reserve volume, ERV）	在潮式呼吸末的最大呼气容积	1200	800
肺总量（total lung capacity, TLC）	最大吸气后的肺容量	6000	4200
残气量（residual volume, RV）	最大呼气后的肺容量	1200	1000
肺活量（vital capacity, VC）	在最大吸气后最大呼出的气量	4800	3200
深吸气量（inspiratory capacity, IC）	在潮式呼气后的最大吸气量	3600	2400
功能残气量（functional residual capacity, FRC）	在潮式呼气后的肺容量	2400	1800

肺容量的静态测量

惠允引自 McArdle WD, Katch FI, Katch VL: Exercise Physiology: Energy, Nutrition, and Human Performance, 4th ed. Williams & Wilkins, Baltimore, 1996.

第五章 心肺疾病

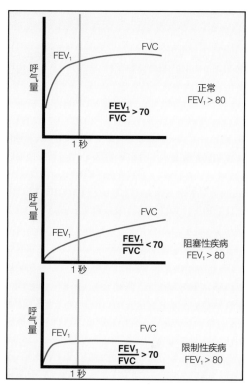

动态肺功能测量

惠允引自 McArdle WD, Katch FI, Katch VL: Exercise Physiology: Energy, Nutrition, and Human Performance, 4th ed. Williams & Wilkins, Baltimore, 1996.

慢性阻塞性肺疾病的分级

肺功能分级	症状	肺量计法	治疗
I级：轻度	慢性咳嗽；偶见白色/清亮痰液	$FEV_1/FVC < 70\%$ 预测 $FEV_1 \geqslant 80\%$	通常无须治疗，除非存在呼吸系统疾病时 如果有肺炎应进行相应治疗，必要时可以注射流感疫苗
II级：中度	活动性呼吸困难（dyspnea on exertion, DOE），合并慢性咳嗽和偶尔有规律地咳痰	$FEV_1/FVC < 70\%$ 预测 FEV_1 50%～79%	经常使用长效支气管扩张药物 应当考虑进行康复治疗
III级：重度	反复急性加重，活动性呼吸困难，慢性咳嗽咳痰	$FEV_1/FVC < 70\%$ 预测 FEV_1 30%～49%	长效支气管扩张药物与吸入性糖皮质激素合用，特别是在急性加重时；应当考虑进行康复治疗
IV级：极重度	影响生活质量，频繁急性加重	$FEV_1/FVC < 70\%$ 预测 $FEV_1 < 30\%$ 或 < 50% 合并慢性呼吸衰竭或难治性心力衰竭	长效 β-受体激动剂（LABA）治疗，吸入糖皮质激素；若存在慢性低氧血症，可能需要长期吸氧

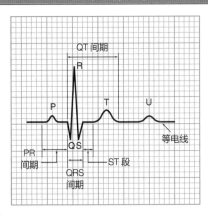

心电图的成分

惠允引自 Jones, SA: ECG Notes, Philadelphia, FA Davis Co., 2005.

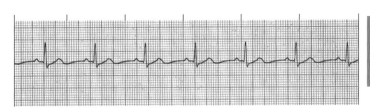

正常窦性心律

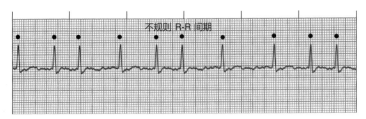

心房颤动；不规则心律，无可识别的 P 波。

惠允引自 Jones, SA: ECG Notes, Philadelphia, FA Davis Co., 2005.

第五章 心肺疾病

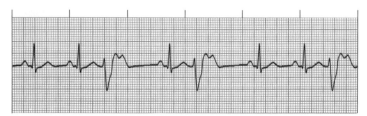

室性期前收缩：形态相同（相同形式），（波形较宽，QRS 波形态特别，之前无 P 波）。

惠允引自 Jones, SA: ECG Notes, Philadelphia, FA Davis Co., 2005.

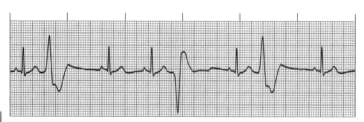

室性期前收缩：多种形态（不同形式），（波形较宽，QRS 波形态特别，之前无 P 波，异常搏动使心电图看起来不同）。

惠允引自 Jones, SA: ECG Notes, Philadelphia, FA Davis Co., 2005.

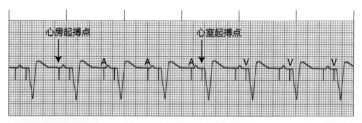

双心腔起搏器节律：P 波前的心房和心室垂直线和（或）QRS 波表示起搏器起搏。

惠允引自 Jones, SA: ECG Notes, Philadelphia, FA Davis Co., 2005.

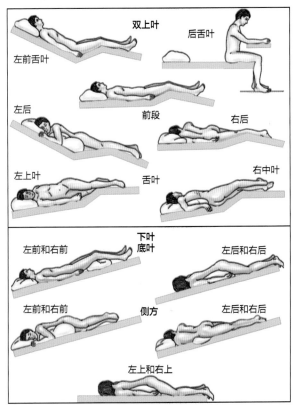

双上叶

后舌叶

左前舌叶

左后

前段

右后

左上叶

舌叶

右中叶

下叶
底叶

左前和右前

左后和右后

左前和右前

侧方

左后和右后

左上和右上

典型的体位引流姿势

惠允引自 White, GC: Basic Clinical Competencies for Respiratory Care: An Integrated Approach. Albany, NY, Delmar Publishers, 1988.

有氧运动的运动处方	
模式	由于在如步行、跑步、骑自行车等长时间运动中需要使用大肌群，因此可预测最大摄氧量升高
强度	最常用：心率或自觉疲劳程度量表（见下表）
频率	最佳：3~5 次/周，除非持续时间小于 10 分钟；若运动耐力较差，可尝试 7 次/周
持续时间	最佳：20~30 分钟 大于 30 分钟用来进行减重训练 小于 20 分钟针对运动耐力较差人群：可分成短时间多次进行

用心率来确认强度的方法	
最大心率 %	靶心率（THR）应为最大心率的 55%~75%
心率储备	靶心率 =（最大心率 - 静息心率）x（0.60~0.80）+ 静息心率
体能低下	使用较低强度（40%~60%）或（0.40~0.60）

运动能量消耗预测
（MET x 3.5 x 以千克为单位的体重）=kcal/min
1 MET=3.5 ml O_2/kg/min

休闲活动的代谢当量		
活动	平均值	范围
如厕	2.5	2~4
体能运动		3~8
跳舞（有氧）		6~9
高尔夫（使用高尔夫球车）		2~3
跑步（7.5 min/km）	8.7	
跑步（5.6 min/km）	11.2	
滑雪（下山）		5~8

休闲活动的代谢当量		
活动	平均值	范围
足球		5~12
网球	6.5	4~9

转诊的指征	
转诊的指征	建议转诊方向
血脂升高（低密度脂蛋白、总胆固醇、甘油三酯）	营养师、在医生处开具降血脂药物
血糖升高	评估糖尿病的医生（可能是内分泌科医生）、营养师
体重指数升高	营养师、运动计划
低白蛋白/前白蛋白	营养师
异常甲状腺特征	医生（可能是内分泌科医生）
血压升高	在医生处开具降血压药物、运动计划、营养师
继续吸烟	戒烟计划
容易表现出易怒和生气	心理学家/行为治疗专家
表现出抑郁的症状和体征	心理学家/行为治疗专家、医生开具药物
坐位生活方式	运动计划
体重指数或体重增加	营养学家、运动计划

第五章 心肺疾病

特别的注意事项/特殊人群
移植（心脏和肺）

心脏移植和肺移植的并发症
免疫移植药物的副作用
■ 肾功能障碍
■ 高血压

- 情绪波动
- 肌肉萎缩
- 骨质疏松
- 血脂出现异常情况

急性排斥反应
- 有机会性感染和恶性肿瘤的风险
- 在接受冠脉移植的患者中，冠状动脉疾病的发病速度增加

急性排斥反应的症状和体征
- 低热
- 静息血压升高
- 活动时低血压
- 肌痛
- 疲劳
- 运动耐力下降

室性心律失常

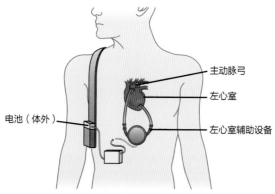

主动脉弓

左心室

电池（体外）

左心室辅助设备

左心室辅助设备（left ventricular assist device, LVAD）

配备左心室辅助设备的患者在测试和运动中的注意事项。

- 左心室辅助设备类型
  - 外置驱动线的位置可能造成骑车和上下楼梯困难
  - 心率反应（触诊或通过心电图可知）正常

- 液体容量调节引起的血压反应变量
- 当患者在配备左心室辅助设备前存在长时间的慢性心力衰竭时，需考虑肌肉损伤

心脏移植患者对活动的反应	
生理性参数	心脏移植患者的变化
静息心率	升高（ > 90 bpm ）
静息血压	若无药物影响，则轻度升高
活动增加时的心率反应	在最初 5~10 分钟无变化，随后随活动增加逐渐升高
峰值心率	比正常心率轻度降低（约 150 bpm ）；常在恢复的前几分钟内达到峰值心率
活动增加时的血压反应	正常；峰值血压比预期略低
全身血管阻力	逐渐升高
肺血管压力	逐渐升高
左心室收缩功能（ EF ）	在静息和运动时范围正常
舒张功能（ EDV ）	受损：结果导致运动后每搏输出量（ stroke volume, SV ）增加低于正常值
骨骼肌异常	很大程度上依赖于有氧代谢产生能量
通气	效能低于正常 通气量 / 气体交换下降：气短感加重 运动中潮气量升高幅度降低 弥散受损
动静脉混合氧含量	静息时正常，运动时受损

第五章 心肺疾病

有起搏器、体内除颤器和主动脉内球囊反搏的患者	
侵入性监测或设备	对康复专业人员的临床意义
起搏器 　固定心率型（fixed rate, FR） 　按需型（D） 　A-V 序列	确认起搏器的类型 固定心率型：心率不随活动升高；以预设定的心率产生心脏收缩 按需型：心率将随活动升高 起搏器：当心率降至设定值以下时，起搏器开始启动心室收缩 A-V 序列：最常用的起搏器；心房受刺激后去极化，随后心室受刺激去极化 植入后 24~72 小时内应限制左上肢超过肩部的活动
体内除颤器	纠正致命性心律失常 用于存在猝死高风险的患者 植入后 24~72 小时内应限制左上肢超过肩部的活动
主动脉内球囊反搏	用于升高舒张压和增加冠状动脉血流 使用：血流动力学不稳定的患者。髋屈曲维持小于 70°，起床位（out of bed, OOB）受限，仅 ROM 和床上活动

实践模式评估记录		
模式	所包含诊断	预后
6A：一级预防和降低心血管疾病、肺部疾病的风险	糖尿病、肥胖、高血压、坐位生活方式、吸烟、高胆固醇血症、高脂血症	通过治疗性运动、有氧体能训练、功能性训练和生活方式调整，患者罹患心血管疾病和肺部疾病的风险降低
6B：有氧能力/与体能下降相关的耐力障碍	艾滋病、癌症、心血管异常、慢性系统性衰竭、活动减少、多系统损害、骨骼肌肉异常、神经肌肉异常、肺功能异常	6~12 周的时间，与目前状况相比，患者将表现出居家、工作、社区和休闲环境中的有氧能力/耐力提升

实践模式评估记录		
模式	所包含诊断	预后
6C：通气功能、气体交换受损，且存在气道清除功能障碍相关有氧能力/耐力障碍	急性肺部疾病、急性/慢性O_2依赖性、骨髓/干细胞移植、心胸外科手术、基线呼吸音变化、基线胸部X线片有变化、慢性阻塞性肺疾病、频繁/复发性肺部感染、实体器官移植、气管切开术或微气管切开术	12~16周的时间，在特定类型的损伤中，与目前状况相比，患者将表现出优化的通气功能、呼吸和（或）气体交换，有氧能力/耐力在居家、工作、社区和休闲环境中获得提升
6D：与心血管泵血功能障碍或衰竭相关的有氧能力/耐力障碍	血管成形术/斑块切除术、房室传导阻滞、心源性休克、心肌病、心胸外科手术、复杂性心室心律失常、复杂性心肌梗死（心力衰竭）、非复杂性心肌梗死（功能障碍）、先天性心脏异常、冠心病、射血分数降低（< 50%）、糖尿病、运动引起的心肌缺血、高血压心脏病、非恶性心律不齐、瓣膜性心脏病	6~12周的时间，心血管泵血功能障碍的患者在有病损、功能限制和残疾的情况下，与目前状况相比，将在居家、工作、社区环境和休闲活动中展现出最优水平和超过现有的有氧运动能力和耐力 8~16周的时间，心血管泵血衰竭的患者将表现出最优的有氧运动能力和耐力

第五章 心肺疾病

实践模式评估记录		
模式	所包含诊断	预后
6E：与通气功能障碍或衰竭相关的通气功能和气体交换障碍	在胸部X线片上膈肌抬高＋体积减小、神经肌肉疾病、部分/完全性膈肌麻痹、脊髓灰质炎、肺纤维化、限制性肺疾病、严重的脊柱后凸、脊柱/脑肿瘤、脊髓损伤	3~6周的时间，通气功能衰竭或可逆性心室衰竭的患者在有病损、功能限制和残疾的情况下，与目前状况相比，将在居家、工作、社区环境和休闲活动中展现出最优水平和超过现有的有氧运动能力和耐力 9~10周的时间，患有长期、严重或慢性通气衰竭的患者将表现出通气和气体交换能力的提高等
6F：与呼吸衰竭相关的通气功能和气体交换障碍	胸部X线片异常、急性神经肌肉功能障碍、急性呼吸窘迫综合征、异常肺泡至动脉血氧张力差、哮喘、心胸外科手术、慢性阻塞性肺疾病、无法通过补充氧气维持O_2张力、多系统衰竭、肺炎、肺移植前/后或排斥反应、静息或活动时动脉CO_2分压迅速上升、败血症、胸部或多系统创伤	在72小时内，与目前状况相比，急性可逆性呼吸衰竭的患者将在居家、工作、社区环境和休闲活动中展现出最优水平和超过现有的有氧运动能力和耐力 3周内，长期呼吸衰竭的患者将表现出优化的独立通气能力等 4~6周的时间，严重或慢性呼吸衰竭的患者将表现出优化的独立通气能力等

实践模式评估记录		
模式	所包含诊断	预后
6G: 新生儿的与呼吸衰竭相关的通气功能、肺气体交换和有氧能力/耐力受损	异常胸外科手术、呼吸暂停和心动过缓、支气管吞咽困难、先天性异常，透明膜病、胎粪吸入综合征、神经血管疾病、肺炎、随运动或哭泣发生的快速氧饱和度下降	6~12个月，患儿应表现出通气功能、肺气体交换、有氧能力/耐力提升，达到该年龄阶段应有的能力
6H: 与淋巴系统疾病相关的循环障碍和人体形态学结构功能受损	艾滋病、蜂窝织炎、丝虫病、感染/败血症、淋巴水肿、放疗后、重建手术、反射性交感神经营养不良、淋巴结清扫后状态、创伤	1~8周的时间，轻度淋巴水肿（患侧肢体与非患侧肢体维度差＜3 cm）的患者将在居家、工作、社区和休闲环境中表现出循环障碍和人体形态学结构功能的改善 1~8周的时间，中度淋巴水肿（患侧肢体与非患侧肢体维度差在3~5 cm）将表现出循环改善等 8周内，中度淋巴水肿（患侧肢体与非患侧肢体维度差＞5 cm）的患者将表现出循环改善等

惠允引自 HAPTA: Guide to Physical Therapist Practice, 2nd ed. Physical Therapy (2001) 81(9), 744.

第五章 心肺疾病

淋巴系统的评估

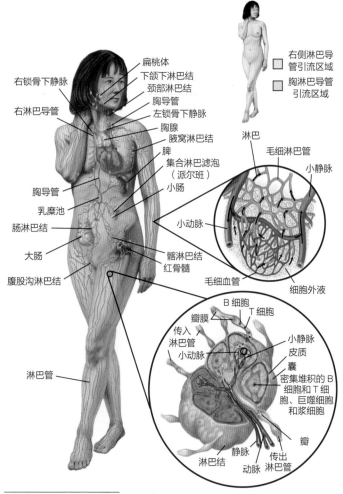

右侧淋巴导管引流区域

胸淋巴导管引流区域

扁桃体
下颌下淋巴结
颈部淋巴结
胸导管
左锁骨下静脉
胸腺
腋窝淋巴结
脾
集合淋巴滤泡（派尔班）
小肠

右锁骨下静脉
右淋巴导管

胸导管
乳糜池
肠淋巴结
大肠
腹股沟淋巴结

髂淋巴结
红骨髓

淋巴管

淋巴
毛细淋巴管
小静脉
小动脉
毛细血管
细胞外液

B 细胞
瓣膜
T 细胞
传入淋巴管
小动脉
小静脉
皮质
囊
密集堆积的 B 细胞和 T 细胞、巨噬细胞和浆细胞
瓣
淋巴结
静脉
动脉
传出淋巴管

惠允引自 Gylys: Medical Terminology Systems: A Body Systems Approach, ed. 5. Philadelphia, F.A. Davis, 2003, p 255.

（王　欣　译，廖麟荣　霍　烽　王于领　审）

第五章　心肺疾病

第六章　神经系统疾病

		神经功能障碍的快速筛查
运动控制评估：用"异常"或"正常"描述所有检查区域		
正常	异常	检查
		认知
		沟通
		唤醒
		感觉
		知觉
		柔韧性
		张力
		深反射
		发育性反射
		翻正反射
		肌力
		运动模式
		协调
		平衡
		步态
		功能性能力

第六章 神经系统疾病

神经系统评估
记忆力评估

简易精神状态检查量表

　　简易精神状态检查量表是用于量化认知功能和筛查缺陷的快速检查方法，量表包括定向力、注意力、计算力、记忆力、语言和运动能力。

请让患者坐在安静、光线充足的房间中，请他 / 她认真听并尽可能准确地回答每个问题，每个正确答案得 1 分，将正确的答案数量相加算总分，满分 30 分，得分小于 20 分表示存在认知功能障碍。

简易精神状态检查量表		
时间定向	正确	错误
今天是几号？		
现在是几月？		
现在是哪一年？		
今天是星期几？		
现在是什么季节？		
总： ___ /5		
空间定向		
这里是哪家医院？		
这里是第几层楼？		
我们现在是在哪个城区？		
我们现在是在哪个城市？		
我们现在是在哪个省？		
总： ___ /5		
即时记忆：询问他 / 她，可以测试记忆力吗？然后缓慢清晰地说出"球""旗""树"3 个字，每个字大约 1 秒。说完这 3 个字，请他 / 她重复，出现第一次重复时确定分数（0~3）		
球		
旗		
树		
总： ___ /3		

简易精神状态检查量表		
时间定向	正确	错误
注意力 A：要求患者从 100 开始向下减 7 数，减 5 次后停止，计算正确的答案		
93		
86		
79		
72		
65		
总：＿＿/5		
B：要求患者从后向前拼写"WORLD"，计算正确位置的字母数		
D		
L		
R		
O		
W		
总：＿＿/5		
延迟记忆：要求患者回忆刚刚要求他 / 她记忆的那 3 个字		
球		
旗		
树		
总：＿＿/3		
命名：向患者展示手表并询问他 / 她是什么，然后向其展示铅笔并询问他 / 她是什么		
手表		
铅笔		
总：＿＿/2		

简易精神状态检查量表		
时间定向	正确	错误
重复：要求患者跟着重复以下句子："四十四只石狮子"		
总：____/1		
3步指令：给患者一张纸，并告诉患者将纸拿到手里，将其对折，然后放在地板上		
拿		
折		
放		
总：____/3		
阅读：拿起卡片，方便患者清楚地看到，读"闭上眼睛"，并请他/她按照说的去做，仅当患者真正闭上眼睛才算得分		
总：____/1		
书写：给患者一张纸，并让他/她写一个句子，须不假思索地写出来，同时包含主语和动词，并且是合理的		
总：____/1		
画图：给患者一张纸，请其将设计好的两个相交叉图案画在纸上，画正确的可得1分，两个图形上的所有角度都须存在，并且图形须具有一个重叠角度		
总：____/1		
总分 _____		

惠允引自 "Mini-mental state." A practical method for grading the cognitive state of patients for the clinician. Journal of Psychiatric Research, 12(3): 189–198, 1975. Used by permission.

第六章 神经系统疾病

	精神状态测试	
测试要素	描述	测试举例
意识水平	警觉 嗜睡 迟钝 木僵 昏迷	通过家属观察
注意力	对刺激或任务能保持专注的能力	询问病史，向后背诵几个月份，背诵提供的列表里的数字
定向	人物 地点 时间	你的名字是什么？ 你在哪儿？ 现在是哪一天 / 年？ 现在的国家总理是谁？
语言功能	流利 重复 理解 自发言语 命名和找词	有关个人情况、单词问题、家族和共同利益的问题
阅读和书写	学习和记忆 即时记忆 短期和长期记忆	回忆远期的新闻事件，数学问题、单词问题
皮质和认知功能	知识的积累 完成计算的能力 谚语解释 运动表现 / 失用症 认知能力 / 失认症	计算 信息回忆 谚语
情绪和影响	感觉、情绪、躯体和自主行为：确定在当前情况下是否合适	通过观察
思维内容	充实与组织思维（偏执狂、思维内容混乱）	故事、个人经历和家庭历史的问题

改良 Hachinski 量表

这个量表有时被临床医务人员用来评估患者是否有血管性痴呆的可能

项目	得分
急性发作	2
病情逐渐恶化	1
身体症状主诉	1
情绪失控	1
高血压病史	1
脑卒中病史	2
局灶性神经系统症状	2
局灶性神经系统体征	2

注: 得分≥4 提示血管性痴呆。

痴呆的诊断标准（DSM-IV 表 8）

记忆障碍： 学习新信息或回忆旧信息的能力受损。

以下一项或多项。

- 失语症——语言障碍
- 失用症——尽管运动功能正常，但进行运动的能力受损
- 失认症——尽管感觉功能正常，但仍无法识别或分辨物体
- 执行功能的紊乱减弱了计划、组织、排序和抽象思维的能力
- 认知障碍导致功能障碍（社会 / 职业）
- 认知障碍并非仅在谵妄期间发生

注: 并非由于其他医学或精神疾病导致的痴呆。

Westmead 创伤后遗忘症
（post traumatic amnesia, PTA）量表

■ 颅脑损伤后远期预后的预测指标

■ 从下列 1~12 个关于定向和记忆方面的问题来获得分数

■ 如果在一段时间内得分始终为 12 分，可以认为患者已经脱离 PTA

问题：

1. 你今年几岁了？
2. 你的生日是几号？
3. 今天是几月几日？
4. 现在是几点（上午、下午或晚上）？
5. 今天是星期几？
6. 现在是哪一年？
7. 这个地方叫什么名字？
8. 你是否记得这些人是谁（展示 3 张照片）？
9. 他们叫什么名字？
10. 你要记住的 3 张照片是什么？

题目从 1~10，每个问题得 1 分，最后一个问题得 3 分。定期评估，记录正确得分，并找出回答错误的问题，直至所有问题都答对，然后以天或周为单位定义时间长度。

颅脑损伤的严重程度（单独使用 PTA 量表）	
严重程度	达到 12 分的时间长度
很轻微	<5 分钟
轻微	5~60 分钟
中等	1~24 小时
严重	1~7 天
很严重	1~4 周
极其严重	>4 周

注：PTA 量表被认为是衡量头部创伤严重程度的最佳方法；PTA 持续时间与颅脑损伤出现行为问题的可能性有关。

惠允引自 Van der Naalt J (2001). "Prediction of outcome in mild to moderate head injury: A review". Journal of Clinical and Experimental Neuropsychology 23 (6): 837–851.

Galveston 定向和健忘测试
（galveston orientation and amnesia test, GOAT）

问题	得分（仅在错误时评分）
你叫什么名字？	–2（须提供姓和名字）
你生日是哪一天？	–4（须提供出生的年、月、日）
你住在哪里？	–4（到镇或区即可）
你现在在哪里？哪个城市？哪个建筑物？	–5（须提供真实的城市） –5（须提供实际的名称）
你是什么时候住院的？	–5（具体日期）
你怎么过来的？	–5（交通方式）
你在受伤后能记住的第一件事是什么？	–5（任何合理的事件即可）
你还记得哪些细节吗？	–5（须提供相关细节）
你能描述下事故发生前能回忆起来的最后一件事是什么吗？	–5（任何可能的事件）
现在几点钟了？	–5（每错半小时 –1）
今天是周几？	–3（每错 1 天 –1）
今天是几月几日？（日期）	–5（每错 1 天 –1）
现在是几月？	–15（每错 1 月 –5）
现在是哪一年？	–30（每错 1 年 –10）
总错误	
实际总分 = 100– 总错误	76~100= 正常 66~75= 临界点 <66 ＝障碍

第六章 神经系统疾病

注：可以日常使用。

惠允引自 Levin HS, O'Donnell VM, Grossman RG. The Galveston Orientation and Amnesia Test. A practical scale to assess cognition after head injury. J Nerv Ment Dis. 1979 Nov;167(11):675–84.

格拉斯哥昏迷量表

睁眼反应	言语反应	运动反应	分数
无法睁眼	没有发声	没有运动	1
疼痛刺激下可睁眼	能够发出声音但不能被理解	疼痛刺激下呈伸直状态（去大脑强直）	2
声音刺激下可睁眼	能被理解，但无意义的言语	疼痛刺激下呈现屈曲状态（去皮质强直）	3
自发睁眼	言语错乱，定向障碍	疼痛刺激下有屈曲或躲避行为	4
	正常交谈，时间和空间定向正常	疼痛刺激时能定位痛点	5
		能够执行命令	6

注：分别考虑3个值及其总和。最低的格拉斯哥昏迷量表评分（总和）为3，提示深度昏迷或死亡。最高为15，提示完全清醒。脑损伤程度定义为严重损伤时评分≤8；中度损伤时评分为9~12；轻度损伤时评分≥13。

颅脑损伤的严重程度

	GCS	PTA	LOC
轻度	13~15	<1 小时	<30 分钟
中度	9~13	30 分钟至 24 小时	1~24 小时
重度	3~8	>1 天	>24 小时

注：GCS—格拉斯哥昏迷量表，PTA—创伤后遗忘症量表，LOC—意识丧失量表。

Rancho Los Amigos 认知功能量表	
得分	**表格描述**
X	有目的的反应：能够在各种环境中同时处理多个任务，可能需要休息 可以独立启动辅助记忆设备
IX	有目的的反应：能够在任务之间来回独立转移，并在 2 小时内准确完成 可以使用辅助记忆设备
VIII	有目的的反应：能够回忆并整合过去和现在的事件，对环境有认知和反应，并进行新的学习
VII	自主反应：在医院和家庭环境中能够自主恰当地进行日常生活活动，但表现得很机械
VI	迷糊但适当的反应：表现出与目的相关的反应，能遵从简单的指令，但需要外部的传入和指导
V	迷糊且错乱的反应：对于简单的指令可取得比较一致的反应，但随着指令的复杂程度增加或缺乏外在结构，反应无目的性，随机且零碎
IV	烦躁反应：处于躁动状态，行为古怪，毫无目的
III	局部反应：对于特定刺激有反应，但反应不协调
II	一般反应：对于无特定方式的刺激出现不协调和无目的的反应
I	没有反应

意识不清的常见原因	
疾病	表现
急性酒精中毒	昏迷；对有害刺激能做出反应；酒精性呼吸；瞳孔轻度散大；瞳孔等大；呼吸节律深而乱；血液酒精浓度 >200 mg/dl
颅脑外伤	存在颅脑局部损伤的证据或病史；双侧瞳孔不等大，瞳孔散大迟缓；脉搏、血压、反射改变；可能存在尿失禁和瘫痪；CT 可显示颅内出血或骨折
脑卒中：缺血性或出血性	通常有心血管疾病或高血压病史；突然发作并表现为不对称瘫痪；双侧瞳孔不等大，局灶性神经系统体征；偏瘫
癫痫	突然发作；可能有大小便失禁；对光反射消失；舌头被咬致伤或有咬伤的瘢痕
糖尿病酮症酸中毒	渐进性起病；皮肤干燥；面色潮红；呼吸有烂苹果味；过度通气；酮尿症；高血糖症；代谢性酸中毒
低血糖	可以急性发作或惊厥；可先出现头晕目眩，并伴有出汗、恶心、皮肤发冷或闷热、心悸、头痛、饥饿、体温过低、对光反射消失、深反射过反射、巴宾斯基征阳性
晕厥	在情绪激动或心脏传导阻滞的情况下，突然发作；很少深昏迷或长时间昏迷；面色苍白；脉搏缓慢，病情迅速发展，变得非常虚弱；仰卧位时可唤醒
药物	导致 70% 的急性昏迷，通常无明显原因

感觉检查

痛觉：刺痛感和钝痛感

减退：当交叉的脊髓丘脑束损伤时，痛觉减退（如慢性疼痛）。

检查方法：嘱患者闭上双眼，将大头针和钝物（使用相同的大头针的尖锐和钝的部分）放在患者的皮肤上，问患者物体是尖锐的还是钝的。

温度觉

脊髓前外侧通路的识别功能障碍。

检查方法：在试管中放入热水和冷水，接触患者皮肤让其说出试管是热的还是冷的。

轻触觉

减退：神经损伤的解剖定位；多个神经根部区域的异常：脑或脑干病变。

所有肢体感觉减退：周围多发性神经病变。

运动丧失：脊髓损伤。

检查方法：用棉球轻触皮肤，询问患者是否触及和触的部位。

位置觉

减退：关节或肌肉的本体感受器受损；有髓鞘神经初级传入纤维主干受损；感觉中枢受损。

检查方法：被动移动关节（手指、脚趾、手腕或脚踝）。

振动觉

减退：周围神经疾病影响神经纤维（脱髓鞘性神经病变）或中枢性脱髓鞘疾病；提示脱髓鞘神经纤维的功能恢复。

检查方法：敲击音叉使之振动后，将叉柄移动到骨突和指甲上。

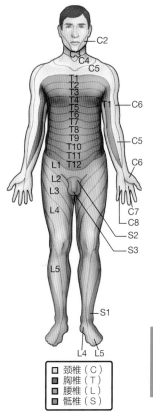

□ 颈椎（C）
■ 胸椎（T）
■ 腰椎（L）
■ 骶椎（S）

皮节分布

实体辨别觉

减退：包含多个上升通路和顶叶病变。

检查方法：要求患者识别放在手中的常见物品。

两点辨别觉

通过粗略的感觉辨别测量空间中的定位。

检查方法：用圆规的两个尖头在皮肤上轻刺，逐渐缩短距离，直至感觉变成一个点。

双侧同时刺激

顶叶病变：仅一侧受到刺激。

检查方法：闭上眼睛，轻轻触碰身体的一侧，再触碰另一侧；患者判断触及哪一侧肢体（和）或触及的部位。

体表图形觉

减退：存在背侧束、内侧丘系、腹侧丘脑或顶叶的损伤。

检查方法：用手指在患者手掌表面画数字或字母。

感觉功能临床检查的分类	
功能系统	临床检查
前外侧系统	针刺觉、热感觉、深痛觉
背侧束：内侧丘系	轻触觉、振动觉、位置觉
皮质感觉功能	体表图形觉、双侧同时刺激

牵涉痛模式：内脏引起的疼痛

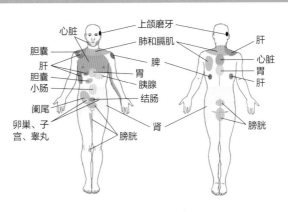

心脏
上颌磨牙
胆囊
肺和膈肌
肝
肝
胆囊
脾
心脏
小肠
胃
胃
阑尾
胰腺
肝
卵巢、子
结肠
宫、睾丸
膀胱
膀胱
肾

脑神经和周围神经功能
脑神经的功能组成

序号（名称）	组成	功能
I（嗅神经）	传入神经	支配嗅觉
II（视神经）	传入神经	支配视觉
III（动眼神经）	传出神经（躯体神经）	抬高眼睑，向上、向下、向内看
	传出神经（内脏神经）	参与缩瞳和调节反射
IV（滑车神经）	传出神经	将已经内收的眼球向下，导致眼球扭转
V（三叉神经）	混合传入神经	支配面部、角膜和前舌的感觉
	传出神经	支配咀嚼肌，调节发音

序号（名称）	组成	功能
Ⅵ（展神经）	传出神经	眼球外展
Ⅶ（面神经）	混合传入神经	支配前舌的味觉
	传出神经（躯体神经）	支配面部表情肌运动
	传出神经（内脏神经）	支配唾液和泪腺的分泌
Ⅷ（前庭蜗神经）	传入神经	支配内耳平衡觉和听觉
Ⅸ（舌咽神经）	混合传入神经	支配后舌的味觉、咽和后舌的一般感觉
	传出神经	支配腮腺（流涎）
Ⅹ（迷走神经）	混合传入神经	支配胸腹部内脏感觉
	传出神经	支配咽部和喉部的肌肉、降低心率、增加胃肠动力
Ⅺ（副神经）	传出神经	支配头部动作、胸锁乳突肌和斜方肌
Ⅻ（舌下神经）	传出神经	支配全部舌内肌和舌外肌

测试周围神经完整性的抗阻肌力检查	
评估的脊髓节段	功能障碍的抗阻检查
C1	施加颈椎旋转力
C2、3、4	肩关节抗阻上抬
C5	肩关节抗阻外展
C6	肘关节屈曲 90° 时抗阻屈曲 伸腕抗阻
C7	肘关节屈曲 45° 时抗阻伸肘 屈腕抗阻
C8	拇指抗阻伸展
T1	小指抗阻外展
L1、2	髋关节抗阻屈曲
L3、4	踝抗阻背屈
L5	蹈趾抗阻伸展
S1	脚趾着地行走：利用脚趾着地行走 10～20 步
S1、2	膝关节抗阻屈曲
如果疼痛或疼痛伴无力：存在肌肉病理改变。 *如果无痛伴无力：存在神经系统疾病。*	

物理治疗：评估

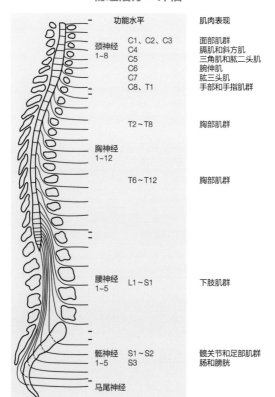

	功能水平		肌肉表现
颈神经 1~8	C1、C2、C3		面部肌群
	C4		膈肌和斜方肌
	C5		三角肌和肱二头肌
	C6		腕伸肌
	C7		肱三头肌
	C8、T1		手部和手指肌群
	T2~T8		胸部肌群
胸神经 1~12			
	T6~T12		胸部肌群
腰神经 1~5	L1~S1		下肢肌群
骶神经 1~5	S1~S2		髋关节和足部肌群
	S3		肠和膀胱
马尾神经			

反射完整性

肌肉牵张反射的分级量表		
分级	评估	反应特征
0	消失	无肌肉收缩（不可见也不可触及）
1+	反射减弱	轻微或缓慢的肌肉收缩：无关节运动 可能需要加强反射以引起收缩
2+	正常	肌肉轻微收缩和关节轻微活动
3+	反射增强	明显可见的肌肉收缩和中度关节活动
4+	反射亢进	强烈的肌肉收缩，1~3 次阵挛
5+	反射亢进	强烈的肌肉收缩，持续阵挛

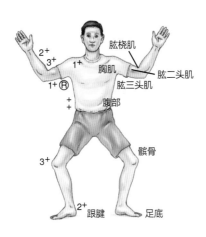

皮肤反射			
反射	描述	正常反应	异常反应
腹壁反射	用钝头棉签刮过腹部的皮肤（在某一单独的皮肤区域内从外向内） 评估 T6~L1 的完整性	刺激侧腹肌收缩	肥胖患者或妊娠晚期患者可能不存在反射 反射消失：皮质脊髓（锥体束）系统疾病 一侧受损：脑卒中
提睾反射	用钝头棉签由上向下轻划大腿内侧上方皮肤 涉及 L1、L2	刺激提睾肌收缩，上提睾丸	脊髓腰骶段损伤或锥体系统损伤时无反应
球海绵体反射	轻捏龟头施以少许压力 涉及 S2~S4	在阴茎根部可触及球海绵体肌的收缩	脊髓圆锥或骶神经根受损时无反应
肛门括约肌反射	刮擦肛周皮肤 涉及 S2~S4	肛门括约肌收缩	脊髓圆锥损伤或 L2 以上完全性脊髓损伤时无反应
足底（最常见检查）	足底大范围的刺激从跟骨到第 5 跖骨远端，再到内侧跖骨头 刺激：压力均匀并超过 1 秒 膝关节：完全伸展（L5~S2）	趾长屈肌、跗长屈肌和足部肌肉收缩引起的脚趾屈曲	巴宾斯基征：跗趾背伸，余趾呈扇形展开 可见于皮质脊髓束损伤

异常的肌肉牵张反射：可见于上运动神经元或额叶损伤	
异常反射	描述
下颌反射（脑神经Ⅴ）	用手指略微压下腭；敲击手指进一步张开腭 阳性反应：下颌反射性闭合
口鼻部（脑神经Ⅶ）	在上唇的人中区域叩诊 阳性反应：噘起嘴唇
眉间（脑神经Ⅶ）	两眼之间、眉间叩诊 阳性反应：叩诊时眨眼
霍夫曼征（正中神经 C6~C8）	轻弹中指远端指骨，腕关节和掌指关节轻微伸展位 阳性反应：拇指和示指呈屈曲状

改良 Asworth 痉挛分级量表	
分级	描述
0	无肌张力增加
1	轻微增加，关节被动活动时，在终末出现阻力或突然卡住，然后阻力消失或仅有极小阻力
1+	轻微增加，表现为在整个关节活动范围内均有最小阻力
2	被动关节活动到一半后出现阻力或卡住，如继续被动活动关节则始终有小阻力
3	肌张力明显增加，全范围内被动关节活动有困难
4	肌张力显著增加，僵直关节僵直于某一位置上，不能活动

肌张力定义		
异常情况	类型	定义
痉挛：速度依赖	折刀反射	被动拉伸产生高张力状态，随后突然松开
	阵挛	拮抗肌的周期性痉挛性亢进；小腿肌肉常见
	去大脑强直	躯干和四肢的持续收缩和完全性伸展；夸张的痉挛形式
	去皮质强直	躯干和下肢伸展同时上肢屈曲持续收缩维持姿势；夸张的痉挛形式
强直：主动肌和拮抗肌张力同等增高；身体僵硬部分不能活动	齿轮样强直	被动运动类似棘轮转动样反应：运动和强直交替呈现
	铅管样强直	恒定强直
肌张力低下（低钾血症）：肌张力下降或无肌张力		被动运动抵抗减弱；伸展反射降低；四肢松软；关节可能过度伸展；减弱或麻痹：可能由上运动神经元或脑血管意外暂时导致（脊髓休克）；也可能是下运动神经元损伤导致
肌张力障碍：运动障碍，肌张力受损或紊乱，持续的不自主运动		肌张力波动高低不定；异常姿势；持续的扭曲畸形；中枢性缺陷：见于遗传性、神经退行性疾病和代谢性疾病；也见于痉挛性斜颈

自主神经功能测试		
心率 / 血压	体位性低血压表现	
肠道 / 膀胱	失禁；肠道和膀胱反射性排空	
交感神经亢进表现	出汗过多 血压升高 心动过速 心律失常	心悸 面色潮红 鼻塞 重击性头痛
	皮肤苍白或斑驳；鸡皮疙瘩	
交感神经营养不良表现（反射性交感神经营养不良）	营养变化 皮肤变化 指甲质地和颜色变化 脱发	水肿 少汗 外周性体温调节不良
霍纳综合征	瞳孔缩小（乳头状扩张） 上睑下垂（眼睑局部下垂）	脱水症（少汗） 面色潮红
吞咽困难	声音嘶哑	
胃肠紊乱	恶心、呕吐、胃肠蠕动改变	

上、下运动神经元病变：症状和体征		
症状和体征	上运动神经元	下运动神经元
瘫痪	痉挛	松弛
深反射	亢进	抑制或消失
被动牵张反应	速度依赖性张力增高	肌肉张力下降
肌肉收缩产生分离运动的能力	肌肉收缩产生分离运动的能力降低	保持肌肉收缩产生分离运动的能力
肌力	主动运动为错误的模式化运动	肌肉萎缩
阵挛	由脊髓损伤引起损伤的部位以下连续的节律性反射性震颤，通过反射测试引起	无阵挛
肌电图检查	活性增加	肌电图显示失神经支配
巴宾斯基征和霍夫曼征	阳性	阴性

平衡评估

平衡反应和测试		
选项	**平衡反应**	**测试**
感觉功能	检查：身体及组成部分在环境中定向 包括： ● 视觉系统 ● 躯体感觉系统 ● 前庭系统	眩晕评估 自主姿势反应 交叉伸肌测试 皮肤功能 屈肌收缩反射 姿势肌活动性 头部的角速度和线速度的加速和减速 头部、躯干和四肢的翻正反应 斯内伦（Snellen）视力测试	本体感觉 肌张力调节 凝视稳定测试 牵张反射测试 视觉引导的动作 视野测试
感觉的相互作用	平衡感：重心相对于支撑面的位置感	不同感觉条件下的站立平衡评估 ● 表面：致密泡沫／正常／其他 ● 视觉输入从闭眼到睁眼不等	
肌肉骨骼功能	简易的牵张反射到功能性牵张反射，姿势协同和平衡反应	关节活动范围 肌张力 评估姿势（静态平衡）和运动（动态）及对平衡干扰的反应	姿势协同作用评估 肌力

功能平衡测试	
检查	描述
Berg 平衡量表	在 14 种环境下评估姿势或控制：坐姿、站姿或单腿站立的支撑面逐渐减小
功能性前伸测试	评估身体向前移动的能力（脚不移动）
计时 - 起立步行测试	评估动态平衡和移动的能力：记录从坐位到站立位、步行 3 米、返回和坐下所需要的时间
平衡策略：双脚平行站立、半前后脚站立、前后脚站立	记录不同的足支撑体位保持平衡的时间

功能评估分级	
分级	描述
正常	无须支持即可保持平衡 能够最大程度负重并进行体位转移
良好	无须支持即可保持平衡 能够中等程度负重并进行体位转移，但有一定限制
中等	无须支持即可保持平衡 不能负重，无法在体位转移时保持平衡
差	需要辅助才能保持平衡
零	需要最大限度的辅助才能保持平衡

专项平衡测试

Berg 平衡量表	
项目	得分
1. 从坐位到站立位 尝试不用手支撑站立	不用手扶站立 =4 用手扶站立 =3 若干次尝试用手扶站立 =2 需要少量帮助才能站起来或保持稳定 =1 需要中等或大量帮助才能站立 =0
2. 无支持站立 请在无支持的情况下站立 2 分钟	能够安全站立 2 分钟 =4 在监护下能够站立 2 分钟 =3 在无支持的条件下能够站立 30 秒 =2 需要若干次尝试才能无支持地站立 30 秒 =1 无帮助时不能站立 30 秒 =0
3. 无靠背支撑坐位 双脚着地双臂交叉并拢坐 2 分钟	能够安全稳定地坐 2 分钟 =4 能够在监护下坐 2 分钟 =3 能够坐 30 秒 =2 能够坐 10 秒 =1 没有靠背支撑无法坐 =0
4. 从站立位到坐位 请坐下	最小量用手帮助安全地坐下 =4 借助双手能够控制身体的下降 =3 用小腿后部顶住椅子来控制身体的下降 =2 独立坐，但不能控制身体下降 =1 需要他人帮助坐下 =0
5. 转移 从椅子上转移到床上，再 从床上转移到椅子上 分别采用有扶手的椅子和 无扶手的椅子	稍用手扶就能够安全转移 =4 必须手扶才能够安全转移 =3 需要口头提示或监护才能够转移 =2 需要一个人的帮助 =1 为了安全，需要两个人的帮助或不能转移 =0

Berg 平衡量表	
项目	得分
6. 无支撑闭目站立 闭上眼睛保持站立 10 秒	能安全站立 10 秒 =4 能在监护下站立 10 秒 =3 能站立 3 秒 =2 闭眼站立不能坚持 3 秒 =1 需要帮助以避免闭眼站立跌倒 =0
7. 双足并拢站立 请双足并拢站立，不要扶 任何物体	能独立安全地双足并拢站立 1 分钟 =4 需要监护下安全地双足并拢站立 1 分钟 =3 能双足并拢站立，但不能超过 30 秒 =2 需要帮助才能双足并拢，能站立 15 秒 =1 需要帮助才能双足并拢，不能站立 15 秒 =1
8. 站立位上肢前伸 将手臂抬高 90°，伸直手 指并尽力前伸，不要移 动双脚 让患者双上肢同时前伸以 防止躯干旋转	能安全地前伸超过 25cm=4 能前伸 12cm=3 能前伸 5cm=2 能在监护下前伸 =1 需要帮助防止跌倒 =0
9. 站立位从地上拾物 请把放在面前的鞋子捡 起来	能够安全轻易地捡起鞋子 =4 能在监护下捡起鞋子 =3 不能捡起鞋子，但能达到距离鞋子 3~5cm 的 距离 =2 不能捡起鞋子，尝试时需要监护 =1 不能捡起鞋子，需要监护防止跌倒 =0

Berg 平衡量表	
项目	得分
10. 向左右转身并向后看 先向左侧转身向后看，再向右侧转身向后看	能从两侧向后看并且重心转移良好 =4 只能从一侧转身向后看，另一侧重心转移差 =3 仅能从侧方转身且保持平衡 =2 转身时需要监护 =1 需要帮助以避免跌倒 =0
11. 转身 360° 先向一侧转身 360°，暂停，再向另一侧转身360°	能够在 4 秒内安全地旋转 360°=4 能够在 4 秒内安全地向一侧旋转 360°= 3 能够安全但缓慢地旋转 360°= 2 需要密切监护或口头提示 = 1 转身时需要帮助 = 0
12. 无支持站立时将一脚放在台阶上 交替把两只脚放在台阶上，直至每只脚接触台阶 4 次	能够独立安全地站立并在 20 秒内完成 8 次 = 4 能够独立站立并在 20 秒内完成 8 次 = 3 无辅助和监护下完成 4 次 = 2 需要少量帮助完成大于 2 次 = 1 需要帮助以防止跌倒或无法尝试 = 0
13. 一只脚在前无支撑站立（先演示动作） 将一只脚放在另一只脚的正前方，如果这样不行的话，可扩大步幅，前脚脚跟应在后脚脚趾的前面	能够独立双脚一前一后站立（无间距）并保持 30 秒 = 4 能够将一只脚放在另一只脚的前方站立（有间距）并保持 30 秒 = 3 能够独立迈步并保持 30 秒 = 2 向前迈步需要帮助，但可以保持 15 秒 = 1 向前迈步或站立时失去平衡 = 0

Berg 平衡量表	
项目	得分
14. 单腿站立 没有帮助的情况下尽可能 长时间单腿站立	能够单腿站立并保持 10 秒 = 4 能够单腿站立并保持 5~10 秒 = 3 能够单腿站立超过 3 秒 = 2 尝试单腿站立，无法保持 3 秒，但可以独立站 立 = 1 无法尝试，或需要协助以防止跌倒 = 0
Berg 平衡量表	跌倒风险	
41~56	低	
21~40	中	
0~20	高	总分（最高得分）=56

惠允引自 Dr KO Berg , Wood-Dauphinee SL, Williams JI et al. Measuring balance in the elderly: preliminary development of an instrument. Physiother Can. 1989; 41: 304–11.

Tinetti 平衡和步态测试		
平衡评估		
活动	描述	得分
1. 坐位平衡	斜靠或从椅子上滑下	0
	安全	1
2. 起身	没有帮助无法完成	0
	需要上肢帮助完成	1
	不需要帮助就能完成	2
3. 试图起身	没有帮助无法完成	0
	尝试 1 次以上才能完成	1
	尝试 1 次就能完成	2
4. 从坐位到站立位的平衡功能（站立位的前5秒）	不稳定（摇晃、移动脚步、躯干晃动）	0
	稳定，但需要助行器或辅助支撑物	1
	稳定，不需要助行器或辅助支撑物	2
5. 站立平衡	不稳定	0
	稳定，但两脚间距较宽（大于 10cm）或者需要助行器或辅助支撑物	1
	稳定，两脚间距窄，不需要支撑	2
6. 轻推（双脚并拢站立）	开始就会跌倒	0
	摇晃并抓东西，但是只抓自己	1
	稳定	2
7. 闭眼（双脚并拢站立）	不稳定	0
	稳定	1
8. 转身 360°	不连续的步骤	0
	连续的步骤	1
	不稳定（乱抓或晃动）	0
	稳定	1
9. 从站立位到坐位	不安全（跌倒、距离判断错误）	0
	使用上肢或动作不连贯	1
	安全且动作连贯	2
平衡得分	总分 16 分	

Tinetti 平衡和步态测试		
步态评估		
活动	描述	得分
10. 告知"走"后的起步	有迟疑，或须尝试多次方能启动	0
	正常启动	1
11. 步长和抬腿高度	右侧脚跨步未超过站立的对侧脚	0
	右侧脚跨步超过站立的对侧脚	1
	右侧脚不能完全离开地面	0
	右侧脚可以完全离开地面	1
	左侧脚跨步未超过站立的对侧脚	0
	左侧脚跨步超过站立的对侧脚	1
	左侧脚不能完全离开地面	0
	左侧脚能完全离开地面	1
12. 步态对称性	两脚步长不等	0
	两脚步长相等	1
13. 步态连续性	步态不连续或中断	0
	步态连续	1
14. 行走路径：在 3 米长的路径中观察有无大于等于 0.3m 的偏移	明显偏移到一侧	0
	中度偏移或使用辅具	1
	走直线，且不需要辅具	2
15. 躯干稳定性	身体明显摇晃且需要使用助行器	0
	身体不摇晃，但需屈膝或张开双臂以维持平衡	1
	身体不摇晃，无须屈膝或张开双臂以维持平衡	2
16. 步宽	双脚分开	0
	步行时双脚几乎靠在一起	1
步态得分：总分 12 分		
平衡和步态总得分：总分 28 分		
Tinetti 总得分	≤ 18	19~23	≥ 24
跌倒风险	高	中	低

惠允引自 Mary Tinetti from Tinetti ME. Performance-oriented assessment of mobility problems in elderly patients. J Am Geriatr Soc. 1986; 34: 119–26.

第六章 神经系统疾病

Romberg 平衡测试

请患者双膝并拢站立（有种说法为双臂交叉放于胸口），闭眼 20~30 秒，判断身体摆动的幅度或维持的时间。

测试异常情况：睁眼、失去平衡、在测试中迈步。

感觉相互作用和平衡的临床评估	
在下列情况下，双脚并拢，双手放在髋关节两侧或双手交叉放在身前站立 30 秒，观察患者保持平衡的尝试（需要脱鞋）	
项目	时间
1. 睁眼，支撑面稳定	＿＿＿/30 秒
2. 闭眼，支撑面稳定	＿＿＿/30 秒
3. 睁眼，用圆形障碍物挡住视线，支撑面稳定	＿＿＿/30 秒
4. 睁眼，支撑面不稳定	＿＿＿/30 秒
5. 闭眼，支撑面不稳定	＿＿＿/30 秒
6. 睁眼，用圆形障碍物挡住视线，支撑面不稳定	＿＿＿/30 秒

改良感觉相互作用和平衡的临床评估	
"脱鞋，双脚并拢站立，双手放在髋关节两侧或双手叉腰站立 30 秒，每个项目测试 3 次，取平均分	
项目	时间
睁眼，支撑面稳定	1. ＿＿＿/30 秒 2. ＿＿＿/30 秒 3. ＿＿＿/30 秒　平均得分 ＿＿＿
闭眼，支撑面稳定	1. ＿＿＿/30 秒 2. ＿＿＿/30 秒 3. ＿＿＿/30 秒　平均得分 ＿＿＿
睁眼，泡沫支撑面	1. ＿＿＿/30 秒 2. ＿＿＿/30 秒 3. ＿＿＿/30 秒　平均得分 ＿＿＿

改良感觉相互作用和平衡的临床评估	
项目	时间
闭眼，泡沫支撑面	1. ____/30 秒 2. ____/30 秒 3. ____/30 秒　平均得分 ____
总得分：____/120 秒（若测试超过 1 次，则采用平均得分。）	

完整站姿、半前后站姿和前后站姿的平衡评估

患者维持姿势 10 秒后，才能转下一个姿势。需要脱鞋，且没有任何支撑。记录患者移开位置的时间。

完整站姿　　半前后站姿　　前后站姿

单腿站立计时
流程
脱鞋，单腿站立，将手臂交叉放在胸部，双手接触对侧肩膀。睁眼，直视前方，专注于前方 1m 左右的物体，并维持 10 秒
脱鞋，闭眼单腿站立 10 秒

注：老年人：89% 可以维持 10 秒。
　　养老院患者：45% 可以维持 10 秒。
　　惠允引自 Bohannon R. Phys Ther 1984 64(7):1067．

功能性前伸测试：自主姿势控制

流程

于患者的肩峰高度在墙上固定一个标尺。患者站立时双脚分开与肩同宽，手臂抬高至90°（与地面平行，手掌向下）。嘱患者尽可能地前伸手臂，不要让脚从地面上抬起或手触碰标尺。记录中指的位置	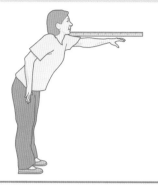

注：具有适当平衡功能的健康个体可以达到25cm，小于或等于15cm提示平衡功能障碍。

惠允引自 Duncan, P. W., D. K. Weiner, et al. (1990). "Functional reach: a new clinical measure of balance." J Gerontol 45(6): M192–197.

多方向伸展测试

患者分别向前、向右、向左和向后伸展，测量伸展的距离。标准值如下

向前伸展	22.6cm	向左伸展	16.8cm
向后伸展	11.7cm	向右伸展	17.3cm

平衡和步态量表

活动	得分
1. 坐在无扶手的椅子上，并靠在墙上	0= 不能没有帮助、蜷曲在椅子上或瘫在椅子上 1= 能够且不满足 0 或 2 的情况 2= 平稳、安全地坐在椅子上
2. 坐位平衡	0 = 无法保持坐位 1 = 从椅背稍倾斜或与椅背有少许距离 2 = 稳定、安全、挺直的坐位
3. 起身	0 = 不能没有帮助、失去平衡或需要尝试 3 次以上 1 = 可以完成，但需要 3 次尝试 2 = 可以完成，且需要≤ 2 次尝试
4. 刚站立时的即时平衡（前 5 秒）	0 = 不稳定、摇摆、脚步移动、躯干摇摆、抓住某个物体 1 = 稳定但需要使用助行器、拐杖或无支撑状态下轻度摇晃 2 = 稳定，无须助行器、拐杖或支撑
5. 站立	0 = 无法站立、不稳定或保持≤ 3 秒 1 = 能够站立，但须使用拐杖、助行器或其他支撑物持续 4~9 秒 2 = 无须任何支撑物的双脚并拢站立 10 秒
6. 拉动测试：检查者站在患者后面，从腰部轻拉患者	0 = 跌倒 1 = 向后退两步以上 2 = 向后退不到两步且稳定
7. 能够无支撑下右侧单腿站立	0 = 无法站立、站立维持＜ 3 秒或需要支撑物维持站立 1 = 能够站立并维持 3~4 秒 2 = 能够站立并维持 5 秒

平衡和步态量表	
活动	得分
8. 沿着 3m 的人行道行走，转弯并走回出发点（如果平时使用助行器，请使用助行器）	地面类型 1 = 地毯或瓷砖 2 = 木地板 3 = 水泥地面 4 = 其他
9. 刚开始的步态（告知"开始走"之后）	0 = 犹豫不决或多次尝试后开始行走 1 = 毫不犹豫
10. 双脚并拢站立平衡	1 = 轻中度偏差或使用助行器 2 = 直立无须使用助行器
11. 迈步错误（跌倒或失去平衡）	0 = 是，可能已经跌倒或者 2 次以上迈步错误 1 = 是，但尝试了适当的恢复，迈步错误不超过 1 次 2 = 无
12. 走路时转身	0 = 几乎跌倒 1 = 轻度摇晃，但可以自我调整，使用助行器或拐杖 2 = 稳定，不使用助行器
13. 跨越障碍物（在距离路线 1.2m 的位置放置 2 只鞋）	0 = 跌倒或无法跨越障碍物，只能在障碍物周围走动或者 2 次以上迈步错误 1 = 能够越过障碍物，但摇摇欲坠自我调整或者 1~2 次迈步错误 2 = 双脚能够稳健地越过障碍物 4 次且无迈步错误

惠允引自 Performance-oriented assessment of mobility problems in elderly patients. J Am Geriatr Soc. 1986; 34: 119–26.

第六章 神经系统疾病

协调测试		
测试	描述	异常表现
足跟手膝、足跟足趾交替	仰卧位：用对侧足跟交替触摸膝盖和踇趾	小脑功能障碍：行动缓慢、心律不齐
交替指鼻和手指	坐位：用示指触摸鼻尖和治疗师的手指；可以改变治疗师手指的位置	小脑功能障碍：共济失调，行动缓慢
画一个圆圈	患者用上肢或下肢在空中画一个假想的圆；可以在仰卧位进行	小脑功能障碍：共济失调，行动缓慢
示指对指	肩外展 90° 同时肘关节伸直；患者把两手示指移到中线并互相触碰	意向性震颤且缓慢
手指指鼻	肩外展 90° 同时肘关节伸直；患者用示指尖触碰鼻尖	小脑疾病：动作不稳定或抖动；意向性震颤或动作
拇指对指	拇指尖按顺序按在每个手指的尖端，并逐渐加快速度	肌张力障碍性运动障碍：无法快速收缩／放松
指和过指	检查者和患者相对而坐，治疗师把手指放在患者的面前，治疗师在空中移动手指，让患者用手指触碰治疗师的手指	行动缓慢、心律不齐
反弹测试	肘关节屈曲：治疗师手动施加阻力让患者的肱二头肌做等长抗阻收缩，并突然放松阻力	相反的肌群（肱三头肌）无法协调收缩，无法完成肱二头肌的运动
内旋／外旋	肘部屈曲至 90° 并紧贴身体，患者交替转动手掌，并逐渐加快速度	行动缓慢、心律不齐

协调测试		
测试	描述	异常表现
足拍打	坐位下膝关节屈曲，前脚掌拍打地面，脚跟不离开地面	运动缓慢，不能把脚跟固定在地面上
手拍打	患者肘部屈曲，前臂旋前，用手拍打膝关节	运动缓慢，不能完成快速拍打
固定或保持位置	上肢：患者将手臂水平向前 下肢：患者将膝关节保持在伸展位置	无法将手臂或膝关节保持在适当位置；共济失调

活动步态指数		
最低类别标记		
类别	指令	得分
平整地面上步行	以正常速度行走 6m	3= 步行 6m，不使用任何辅具 2= 轻度障碍：步行 6m，使用辅具，速度较慢，轻度步态偏差 1= 中度障碍：步行 6m，速度慢，步态异常，有失平衡现象 0= 重度障碍：没有辅具就无法步行 6m，严重步态偏差或失平衡

活动步态指数		
最低类别标记		
类别	指令	得分
步速改变	先以正常步态行走1.5m，当喊"走"的时候，快走1.5m，当喊"慢下来"的时候，慢走1.5m	3＝正常：能顺利改变步行速度且不会失去平衡或步态偏差，能体现出正常步速、快步速和慢步速之间的明显差别 2＝轻度障碍：能够改变步速，但存在轻微步态偏离、无法改变步速或使用辅具 1＝中度障碍：能稍微改变步速或改变步速时有步态明显或重大偏差，或在改变步速时失去平衡，但可在恢复平衡后继续行走 0＝重度障碍：无法改变步速，或在改变步速时失去平衡，或需要靠墙或被人扶住
步行时水平转头	开始以正常的速度行走，被告知"向右看"时，请保持直行同时把头向右转。继续向右看，直至被告知"向左看"，然后保持直行同时把头向左转。保持头部向左转，直至被告知"向前看"，继续直行同时把头转向前方	3＝正常 2＝轻度障碍：能够完成转头动作，但伴轻微步速和步态改变，或需要助行器 1＝中度障碍：在转头时有中度步速和步态改变（速度减慢，步态蹒跚），但可以恢复并继续行走 0＝重度障碍：转头时严重干扰步态（如蹒跚、失衡、停止、扶墙等）

活动步态指数		
最低类别标记		
类别	指令	得分
步行时抬头和低头运动	开始以正常的速度行走，被告知"抬头看"时，请保持直行同时抬头向上看。继续向上看，直至被告知"低头看"，然后保持直行同时低头向下看。保持头部向下看，直至被告知"向前看"，继续直行同时抬头向前看	3= 正常：顺利抬头和低头，没有任何步态改变 2= 轻度障碍：顺利抬头和低头，伴有轻微的步速变化（即轻微破坏平稳步态，或使用助行器） 1= 中度障碍：抬头和低头时有中度的步速和步态改变（速度减慢，步态蹒跚），但可以恢复并继续行走 0= 重度障碍：抬头和低头时严重步态步速异常（如蹒跚、失衡、停止、扶墙等）
步行中转身	开始以正常的速度行走，被告知"停止并转身"时，尽可能快地转身向相反方向并停止脚步	3= 正常：在3秒内安全迅速地转身并停止脚步 2= 轻度障碍：安全转身时间 >3秒，无失平衡现象 1= 中度障碍：缓慢转身，需要言语提醒，在转身停止过程中需要小碎步保持平衡 0= 重度障碍：不能安全转身，转身停步时需要帮助

第六章 神经系统疾病

活动步态指数
最低类别标记

类别	指令	得分
步行中跨越障碍	开始以正常的速度行走，遇到障碍物时，跨过障碍物，然后继续前进	3= 正常：能够跨越障碍物，没有改变速度，没有失平衡现象 2= 轻度障碍：能够跨越障碍物，但需降低步速或调整步态以安全跨越 1= 中度障碍：能够跨越障碍物，但必须停止步行，然后跨越，并需要言语提醒 0= 重度障碍：无帮助下无法跨越障碍物
步行中绕过障碍	开始以正常的速度行走，遇到第一个障碍物时（2m），从其右侧绕过，遇到第二个障碍物时（4m），从其左侧绕过，然后继续前进	3= 正常：能够绕过障碍物，没有改变速度，没有失平衡现象 2= 轻度障碍：能够绕过2个障碍物，但需降低步速或调整步态 1= 中度障碍：能够绕过2个障碍物，但必须明显降低步速，并需要言语提醒 0= 重度障碍：无法绕过障碍物，会撞上1个或2个障碍物，或需要身体上的帮助
上下楼梯	正常上楼梯（如有需要可以扶住扶手），在楼梯顶端停下，转身走下来	3= 正常：双脚交替上下楼梯，不使用扶手 2= 轻度障碍：双脚交替上下楼梯，需使用扶手 1= 中度障碍：两步才能上下一阶楼梯，需使用扶手 0= 重度障碍：不能安全完成

惠允引自 Shumway-Cook A, Wollacott M. Motor Control: Theory and Practical Applications. Baltimore: Williams and Wilkins, 1995.

神经诊断		
诊断检查 / 适应证	检查信息	注意事项
临床肌电图 单运动单元电位的针头插入；研究运动单位的活动和神经肌肉系统的完整性；识别肌肉的失神经区域和肌源性病变	记录收缩肌肉中存在的电活动，识别下运动神经元疾病和神经根受压，并区分神经性疾病和肌源性疾病	通过诊断患者是否用力来确定肌肉募集是否正常 放置不正确：错误记录的电位 从解剖学角度进行解释：有丰富的经验，解释的准确性会提高
运动肌电图 目的性任务导向的肌肉功能检查	肌肉反应的方式、活动的开始和停止及反应的程度； 用于促进或抑制特定的肌肉活动	比较神经传导速度方面的信息； 与临床肌电图相同的预防措施
神经传导速度 使用表面电极；评估周围神经：感觉和运动	评估周围神经病变、运动神经元疾病、脱髓鞘疾病	常规检查未发现周围神经性疾病不影响无髓鞘纤维； 早期周围神经病变可表现为感觉缺失，但运动正常
脑电图 评估各种脑功能障碍，尤其是癫痫	癫痫发作的不同分类：尤其是自发性发作时；没有脑电图活动：脑死亡	敏感性高但特异性低；价格便宜
脑磁图（magnetoence-phalography, MEG） 评估各种脑功能障碍：癫痫	新功能：记录大脑电活动产生的磁场	比脑电图更好：脑部定位；在手术切除之前定位受病理影响的区域

神经诊断		
诊断检查 / 适应证	检查信息	注意事项
CT 识别脑和脊髓的结构性疾病	脑和脊柱疾病首选诊断性检查：如急性创伤、蛛网膜或蛛网膜下腔出血、颅骨骨性病变、颈部和腰部神经根病变、臂丛或腰丛病变	价格昂贵；无法诊断代谢性或炎性疾病；如果存在心脏起搏器或脑动脉瘤夹在内的金属、患者易激惹或患有幽闭恐惧症可以代替磁共振成像
磁共振成像	利用磁场和无线脉冲电拍摄头部的影像；MRI 可以显示组织损伤或疾病，例如感染、炎症或肿瘤。 在大脑中，T1 加权扫描可提供良好的灰质和白质对比度，也就是说，T1 加权像突出了脂肪沉积	注意事项：金属植入物、起搏器、患者患有幽闭恐惧症
腰椎穿刺 确诊疑似中枢神经系统感染；在脑血管疾病抗凝治疗前	细胞计数和差异性；肿瘤细胞的细胞学检查；细菌和真菌的染色；有机体培养	禁止在感染部位穿刺；并发症：头痛和腰酸
血管造影 大脑和脊髓血管的可视化	评估脑血管病，脑静脉窦、颅内动脉瘤和脊髓动静脉异常	判断患者是否对造影剂过敏

神经肌肉干预	
干预流程	**具体活动**
平衡、协调和敏捷训练	发展性活动训练　　　　　姿势感知训练 运动控制与学习训练和　　感官训练和再训练 　再训练　　　　　　　　任务导向的运动表现 神经肌肉训练　　　　　　　训练 感觉训练　　　　　　　　前庭训练
身体力学和姿势稳定	身体力学训练　　　　　　姿势稳定运动 姿势控制训练　　　　　　姿势感知训练
步态和运动训练	发展性活动训练　　　　　知觉训练 步态训练　　　　　　　　轮椅训练
神经运动发育训练	运动训练 运动模式训练
柔韧性训练	肌肉延长和伸展；关节活动度训练
肌力、爆发力和耐力 训练	主动辅助，主动抗阻运动（向心 / 离心、等速运 　动、等长运动、等张运动） 任务导向的运动表现
电疗	生物反馈 电刺激
物理因子和机械治疗	脉冲电磁场 冷冻疗法 水疗 光：红外线 / 激光 / 紫外线 声音：超声透入方法 / 超声 热疗：透热 / 干热 / 热敷 / 石蜡 压力疗法：绷带 / 压力衣 / 贴扎 / 循环式气压治疗 　仪 / 血管压差循环器 重力辅助加压：坐位 / 倾斜台 持续被动运动（CPM）牵伸设备：间歇 / 位置 / 　持续

神经肌肉干预	
干预流程	具体活动
自我照顾和家庭管理下的功能训练	日常生活活动能力训练 家居障碍 / 改造 设备 / 装置的使用和训练 功能训练计划：返回学校、模拟环境、任务适应、旅行训练 独立的日常生活活动能力训练 预防或减少伤害
工作、社区和休闲方面的功能训练	与自我照顾和家庭管理相同，但是适用于工作、社区或休闲场所中

不同人群的特殊注意事项
脊髓损伤

美国脊髓损伤协会分类	
损伤级别	描述
A：完全性脊髓损伤	在 S4~S5 节段没有保留任何运动或感觉功能
B：不完全性脊髓损伤	在神经系统损伤水平以下感觉存在而运动丧失
C：不完全性脊髓损伤	神经平面以下有运动功能保留，一半以上关键肌的肌力 < 3 级
D：不完全性脊髓损伤	神经平面以下有运动功能保留，一半以上关键肌的肌力 ≥ 3 级
E：正常	运动和感觉功能均正常

脊髓损伤的潜在问题

问题	症状	描述
自主神经反射不良	高血压 心动过缓 大量出汗 痉挛加重 头痛 病变平面以上的血管舒张 鸡皮疙瘩	T6 以上病变的病理反应；随着时间的推移逐渐减轻；受伤 3 年后罕见；损伤平面以下的有害刺激引起的急性发作：膀胱扩张、直肠扩张、压疮、尿结石、膀胱感染、皮肤有害刺激，肾衰竭、环境温度变化；治疗：紧急医疗情况，评估导管是否弯折引起阻塞；改变体位；评估刺激物来源，冲洗膀胱或灌肠
体位性低血压	体位改变为直立体位时，血压下降	颈段和上胸段病变的患者，会表现为交感缩血管能力的丧失与肌张力缺乏；导致腿、踝和脚出现水肿；处理：缓慢适应直立体位，压力袜，腹带，升血压药物，利尿剂减轻水肿
异位骨化	关节活动范围减小	损伤平面以下的软组织中的成骨性变化（骨形成）：关节囊外和关节附属结构；造成关节运动和功能问题；治疗：药物；ROM 的物理治疗；手术
挛缩	关节活动度的严重限制	继发于：长期短缩的体位 原因：肌肉主动运动、重力、体位的缺失
深静脉血栓	局部肿胀、红斑和发热	血栓（凝块）在静脉内形成；可能进入肺部并增加发生肺栓塞和心脏骤停的风险；治疗：抗凝（首选肝素治疗）

脊髓损伤的潜在问题		
问题	症状	描述
骨质疏松症肾结石	结石形成骨折、姿势变化	骨量净损失；骨折风险增高：估计在前 6 个月风险增加最明显；受伤后血液中的 Ca^{2+} 增多，增加结石发生的风险
压疮	红斑、皮肤破裂	软组织溃疡：源自压力（体重）

脊髓损伤后肠、膀胱和性功能改变			
功能障碍	肠	膀胱	性功能
脊髓休克	无反应、无运动	松弛：无张力	无性反射
上运动神经元损伤	肠反射：对手指刺激有反应	根据压力大小收缩，引起排空反射的反应；通常反射弧完好；间歇性导尿	男：反射性勃起功能（仅 3%射精）；女：反射性性唤起（润滑、充血、阴蒂勃起）生育能力/妊娠不受损害，通常早产
下运动神经元损伤	自主/非反射性排便：靠尽全力和徒手帮助排出	非反射性膀胱：松弛；通过提高腹内压、Crede 按压法和定时排尿来促进排空	男：通常没有勃起，25%的患者有精神性勃起，15%的患者有射精女：无性唤起反应，心理反应生育能力/妊娠不受损害，通常早产
不完全性损伤	常常与完全性上运动神经元损伤相似	常常与完全性上运动神经元损伤相似	男：98%的反射性勃起功能女：反射性性唤起

沟通障碍

问题	描述
失语症	难以命名对象；找词问题
运动性失语	表达困难，难以理解复杂的语法
传导性失语	口语重复困难；命名时停顿，字母或整个单词的替换障碍
交叉性失语	短暂；发生在患有右侧半球病变的右利手人群中；理解能力下降
完全性失语	最常见和最严重的形式；自发性言语：刻板印象的单词和声音；理解能力下降或缺失；重复、阅读和写作能力受损
皮质下失语	构音障碍和轻度失范，缺乏综合理解能力；丘脑、壳状核、尾状核或内囊的病变
经皮质性失语	自发性言语受限：能够重复、理解和阅读
感觉性失语	严重的听觉理解障碍；没有对问题的适当回答
失写症	写作能力受到干扰；与失语有关；在后语言区或额叶语区的病变中发现
失韵律	扰乱语言的旋律品质；语调模式或表达语言的方式改变
构音障碍	关节肌肉失去控制的结果

悉尼吞咽问卷（一）			
问题	毫不费力地吞下	在两者之间	无法吞咽
1. 你目前有吞咽困难吗？			
2. 吞咽稀液体困难吗（如茶、软饮料、啤酒、咖啡）？			
3. 吞咽稠液体困难吗（如奶昔、汤、蛋黄酱）？			
4. 你吞咽软性食物困难吗（如奶油蛋黄沙司、炒鸡蛋、土豆泥）？			
5. 你吞咽硬性食物困难吗（如牛排、生水果、生蔬菜）？			
6. 你吞咽干性食物困难吗（如面包、饼干、坚果）？			
7. 吞咽唾液是否有困难？			
8. 开始吞咽时困难吗？			

悉尼吞咽问卷（二）			
问题	未出现	在两者之间	每次都出现
1. 吞咽时是否有食物卡在喉咙里的感觉？			
2. 吞咽固体食物时是否会咳嗽或噎着（如面包、肉或水果）？			
3. 吞咽液体时是否会咳嗽或噎着（如咖啡、茶、水、啤酒）？			
4. 你吃饭平均要花多长时间？请选择一个。少于 15 分钟 ＿＿＿15～30 分钟 ＿＿＿30～45 分钟 ＿＿＿45～60 分钟 ＿＿＿超过 60 分钟 ＿＿＿无法吞咽 ＿＿＿			
5. 吞咽时，食物或液体是否会呛到你或者从鼻子流出来？			
6. 你吞咽食物时不止一次才能下咽？			
7. 你在用餐时是否咳嗽或吐出食物或液体？			
8. 你如何评价吞咽问题的严重程度？	没问题		问题很严重
9. 你的吞咽问题会在多大程度上影响你的享受或生活质量？	没有干扰		干扰非常大

流口水的严重程度和频率量表

流口水的严重程度 量表	从不流口水，干燥	1
	轻度：流口水，只有嘴唇湿润	2
	中度：口水流到嘴唇和下巴	3
	严重：口水从下巴滴落到衣服上	4
	大量：口水会流到物体上（家具、书籍）	5
流口水频率量表	1 = 无流口水	1
	2 = 偶尔流口水	2
	3 = 经常流口水	3
	4 = 持续流口水	4

注：流口水得分是严重程度和频率得分的总和。

屈伸共同运动

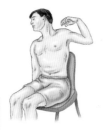

屈曲共同运动

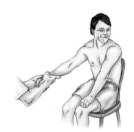

伸展共同运动

脑卒中后恢复不良的指标

1. 警觉性下降，注意力不集中，记忆力下降和学习新任务或遵循简单命令的能力下降 _____
2. 严重忽略或失认症 _____
3. 明显的医疗问题，尤其是心血管疾病或退行性关节病变 _____

4. 严重的语言障碍 _____

5. 界定不明确的社会和经济问题 _____

脑卒中的共同运动模式		
	屈曲共同运动模式	伸展共同运动模式
上肢	肩胛骨回缩、抬高或过度外展	肩胛骨前伸
	肩外展、外旋	肩内收 *、内旋
	肘屈曲	肘伸展
	前臂旋后	前臂旋前 *
	手腕和手指屈曲	手腕和手指伸展
下肢	髋关节屈曲 *、外展、外旋	髋关节伸展、内收 *、内旋
	膝关节屈曲	膝关节伸展 *
	踝背伸、内翻	踝跖屈 *、内翻
	脚趾背屈	脚趾跖屈

注: * 最明显的模式。

神经系统疾病的物理治疗实践模式指南

首选实践	包括
模式 5A 初级预防、减少风险，以防止失衡和跌倒	高龄、感觉改变、痴呆、抑郁、头晕、跌倒史、药物、肌肉骨骼疾病、神经肌肉疾病、长时间不动、前庭病变
模式 5B 神经运动发育障碍	感觉改变、出生创伤、行为认知迟缓、遗传综合征、发育协调障碍、发育迟缓、功能障碍、胎儿酒精中毒综合征、早产

首选实践	包括
模式 5C 与非进行性中枢神经系统疾病相关的运动功能障碍和感觉完整性障碍：先天性起源或在婴儿期和儿童期获得	脑缺氧、出生创伤、脑畸形、脑瘫、脑炎、早产、颅脑外伤、遗传综合征（与中枢神经系统有关）、脑积水、传染病（与中枢神经系统有关）、脑膜膨出、肿瘤、脊髓拴系综合征
模式 5D 与非进行性中枢神经系统疾病相关的运动功能障碍和感觉完整性障碍；在青少年期或成年期获得	动脉瘤、脑缺氧、特发性面瘫（贝尔麻痹）、脑血管意外、传染病（影响中枢神经系统）、颅内神经外科手术、肿瘤、癫痫发作、脑外伤
模式 5E 与进行性中枢神经系统疾病相关的运动功能和感觉完整性障碍	艾滋病、酒精性共济失调、阿尔茨海默病、肌肉萎缩性侧索硬化、基底神经节疾病、小脑性共济失调、小脑疾病、特发性进行性皮病、颅内神经外科手术、亨廷顿病、多发性硬化症、肿瘤、帕金森病、原发性侧索硬化、进行性肌萎缩、癫痫发作
模式 5F 周围神经完整性障碍与肌肉表现相关，伴有周围神经损伤	神经系统疾病：腕管或肘管综合征、厄尔布瘫痪、桡骨或跗骨管综合征；前庭外周性疾病：迷路炎症、阵发性位置性眩晕；外科神经损伤、外伤性神经损伤
模式 5G 与急性或慢性多发性神经病相关的运动功能障碍和感觉完整性障碍	截肢、吉兰 - 巴雷综合征、脊髓灰质炎后综合征，轴突多发性神经病：酒精中毒、糖尿病、肾病、自主神经系统功能障碍、麻风病

首选实践	包括
模式 5H 与脊髓非进展性疾病相关的运动功能障碍，周围神经完整性和感觉完整性障碍	良性脊髓肿瘤、完全性或不完全性脊髓病变、脊髓感染性疾病；脊髓受压：脊柱退行性病变、椎间盘突出、骨髓炎、脊椎病
模式 5I 与昏迷和接近昏迷或植物状态相关的唤醒、ROM 和运动控制障碍	脑缺氧、出生创伤、脑血管意外、影响中枢神经系统的传染性和炎性疾病、肿瘤、早产、脑外伤

惠允引自 APTA: Guide to Physical Therapist Practice, 2nd ed. Physical Therapy, 2003;81:9–744.

（周敬杰　译，霍　烽　廖麟荣　王于领　审）

第七章　肌肉骨骼系统疾病

肌肉骨骼系统和结缔组织疾病的 ICD-10 编码

S80-S89	膝部和小腿损伤	
S90-S99	踝部和足部损伤	
T00-T07	身体多部位损伤	
T08-T14	身体非特定部位的损伤	
V01-X59	**事故**	

肌肉骨骼系统评估

肌肉骨骼系统快速筛查		
上肢筛查	正常	异常
1. 姿势评估		
2. 颈椎主动 ROM		
3. 主动运动如果没有引发症状，在运动终末端加压		
4. 颈椎神经根肌节检查（C1，颈椎主动抗阻旋转）		
5. 主动抗阻耸肩动作（C2、C3、C4）		
6. 主动抗阻肩外展（C5）		
7. 主动肩前屈和内外旋		
8. 主动抗阻屈肘（C6）		
9. 主动抗阻伸肘（C7）		
10. 肘关节主动 ROM		
11. 主动抗阻屈腕（C7）		
12. 主动抗阻伸腕（C6）		
13. 主动抗阻拇指伸展（C8）		
14. 主动抗阻手指外展（T1）		
15. 上肢病理反射测试		

肌肉骨骼系统快速筛查		
下肢筛查	正常	异常
1. 姿势评估		
2. 主动腰椎前屈、后伸和侧屈		
3. 伸脚趾（S1）		
4. 用脚跟走路（L4，L5）		
5. 主动腰椎旋转		
6. 如果没有症状，在运动终末端加压		
7. 被动直腿抬高（L4，L5，S1）		
8. 骶髂关节弹簧测试（spring test）		
9. 抗阻屈髋（L1，L2）		
10. 髋关节被动 ROM		
11. 抗阻伸膝（L3，L4）		
12. 被动屈膝、伸膝，膝关节的侧方稳定性		
13. 股神经牵伸		
14. 下肢巴宾斯基征反射检查		

惠允引自 Cyrlax & Cyriax: Illustrated Manual of Orthop Med. Ed 2 Boston: Butterworth 1993.

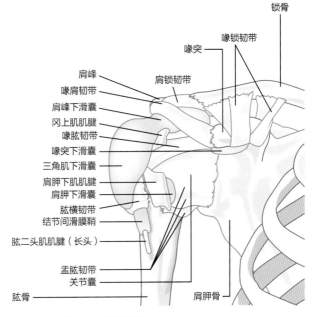

右侧肩关节解剖：韧带、骨骼和滑囊

锁骨

喙锁韧带

喙突

肩锁韧带

肩峰

喙肩韧带

肩峰下滑囊

冈上肌肌腱

喙肱韧带

喙突下滑囊

三角肌下滑囊

肩胛下肌肌腱

肩胛下滑囊

肱横韧带

结节间滑膜鞘

肱二头肌肌腱（长头）

盂肱韧带

关节囊

肱骨

肩胛骨

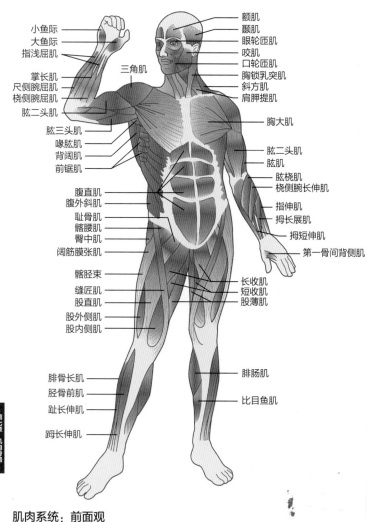

小鱼际
大鱼际
指浅屈肌
掌长肌
尺侧腕屈肌
桡侧腕屈肌
肱二头肌
肱三头肌
喙肱肌
背阔肌
前锯肌
腹直肌
腹外斜肌
耻骨肌
髂腰肌
臀中肌
阔筋膜张肌
髂胫束
缝匠肌
股直肌
股外侧肌
股内侧肌
腓骨长肌
胫骨前肌
趾长伸肌
蹈长伸肌

三角肌

额肌
颞肌
眼轮匝肌
咬肌
口轮匝肌
胸锁乳突肌
斜方肌
肩胛提肌
胸大肌
肱二头肌
肱肌
肱桡肌
桡侧腕长伸肌
指伸肌
拇长展肌
拇短伸肌
第一骨间背侧肌
长收肌
短收肌
股薄肌
腓肠肌
比目鱼肌

肌肉系统：前面观

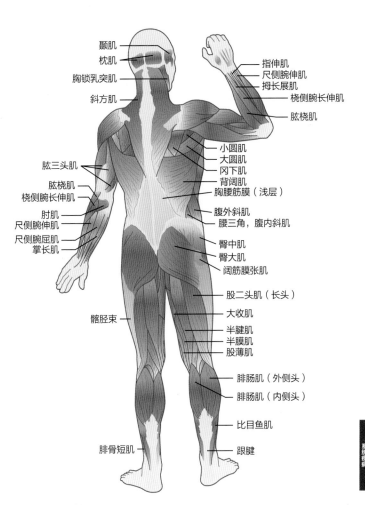

颞肌
枕肌
胸锁乳突肌
斜方肌

指伸肌
尺侧腕伸肌
拇长展肌
桡侧腕长伸肌
肱桡肌

小圆肌
大圆肌
冈下肌
背阔肌
胸腰筋膜（浅层）

肱三头肌
肱桡肌
桡侧腕长伸肌
肘肌
尺侧腕伸肌
尺侧腕屈肌
掌长肌

腹外斜肌
腰三角，腹内斜肌

臀中肌
臀大肌
阔筋膜张肌

股二头肌（长头）

髂胫束

大收肌
半腱肌
半膜肌
股薄肌

腓肠肌（外侧头）

腓肠肌（内侧头）

比目鱼肌

腓骨短肌

跟腱

肌肉系统：后面观

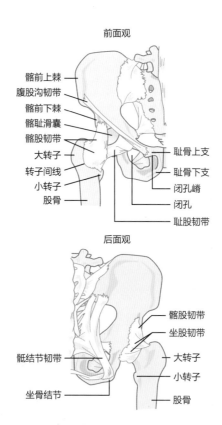

前面观

髂前上棘
腹股沟韧带
髂前下棘
髂耻滑囊
髂股韧带
大转子
转子间线
小转子
股骨

耻骨上支
耻骨下支
闭孔嵴
闭孔
耻股韧带

后面观

髂股韧带
坐股韧带
大转子
小转子
股骨

骶结节韧带
坐骨结节

髋关节解剖：韧带和骨骼

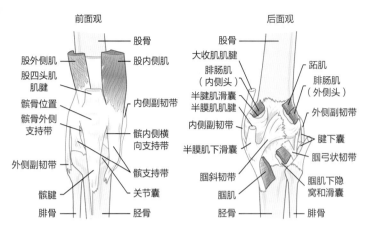

膝关节解剖：表浅韧带和骨骼

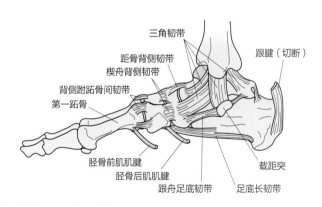

踝关节解剖：韧带和骨骼

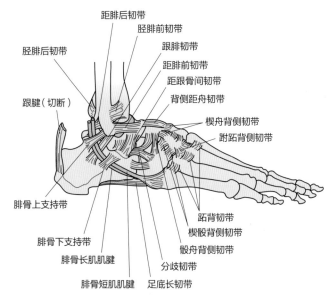

距腓后韧带
胫腓前韧带
跟腓韧带
距腓前韧带
距跟骨间韧带
背侧距舟韧带
楔舟背侧韧带
跗跖背侧韧带
胫腓后韧带
跟腱（切断）
腓骨上支持带
腓骨下支持带
腓骨长肌肌腱
腓骨短肌肌腱
跖背韧带
楔骰背侧韧带
骰舟背侧韧带
分歧韧带
足底长韧带

踝关节解剖：韧带和骨骼

Ransford 疼痛评估

标出疼痛部位和疼痛类型，请使用下面列出的符号来描述疼痛类型，不要标记和目前就诊原因无关的疼痛。

| / / / | 钝痛，类似肿痛或者牙痛 | x x x | 烧灼痛 |
| 000 | 针刺痛 | = = = | 麻木感 |

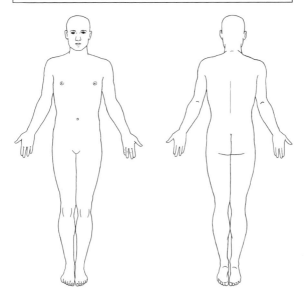

惠允引自 Gulick D. Ortho Notes, ed. 2. Philadelphia: F.A. Davis, 2009. p.139.

第七章 肌肉骨骼系统疾病

Ransford 评分系统	
在下面每个区域的疼痛，算 2 分	分数
整个大腿	
大腿前部	
胫骨前部	
大腿后部和膝盖	
环绕整个大腿	
整条腿外侧	
两只脚	
环绕一只脚	
膝关节和踝关节前部	
分散，遍及整条腿	
整个腹部	
附加分数	
画出的疼痛区域伴疼痛扩展和放大（1~2 分）	
● 背痛放射到髂嵴、腹股沟和会阴前部	
● 在人体疼痛图上，疼痛范围已标记到图外面	
附加的说明、圆圈、线条和箭头（每项 1 分）	
疼痛区域面积（痛点 1 分，疼痛的面积较大时 2 分）	
总分	
分数的解释：超过 3 分的疼痛表述很可能受心理因素影响	

疼痛问题

1. 疼痛部位？
2. 什么情况会引起疼痛？
3. 怎么样可缓解疼痛？
4. 痛感是否会转移到其他地方？
5. 痛感总是一样的吗？
6. 何时痛感最强？
7. 何时痛感最弱？
8. 你有关节肿胀吗？

9. 你的痛感是否伴有肌肉痉挛？
10. 你是否有麻木感、针刺感和烧灼感？
11. 你的痛感是否伴有局部发热或发冷？

可能全身受累的医学筛查：伴有疼痛的相关症状

如果存在以下任何一个症状，以及四肢症状检查时双侧都有问题，均要考虑转诊至医生处。

● Blumberg 征：触诊时伴有反跳痛
● 烧灼感
● 呼吸困难
● 吞咽困难
● 眩晕
● 心悸
● 头痛或者视觉变化
● 声音嘶哑
● 缓慢的、不知如何发生的痛感
● 恶心
● 麻木或者伴随针刺感
体位改变和休息对症状没有影响
夜间盗汗
皮肤色素沉着和其他颜色改变、水肿、皮疹、皮肤脆弱、麻木、针刺感和烧灼感
针对骨盆病理的髂腰肌检查：直腿抬高试验抬到 30° 时髋关节出现抵抗 　　阳性提示存在骨盆炎症、感染或者腹部疼痛 　　阴性提示髋关节和背部疼痛
疼痛症状持续时间超过期待的愈合时间
疼痛症状和受伤程度不符
阵痛
非预期的体重减轻、脸色苍白和大小便异常
左肩剧痛（可能是牵涉痛）
呕吐
全身无力

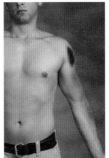 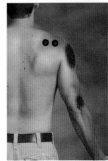

冈上肌

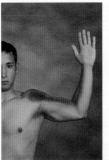 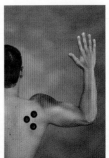

冈下肌

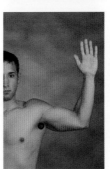 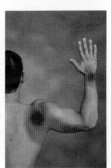

肩胛下肌

惠允引自 Gulick D. Ortho Notes, ed. 2. p. 56–57.

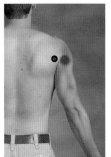 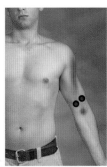

小圆肌

肱二头肌

惠允引自 Gulick D. Ortho Notes, ed. 2. p. 57.

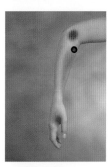 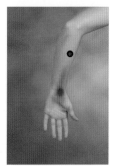

肱桡肌

桡侧腕屈肌

惠允引自 Gulick D. Ortho Notes, ed. 2. p. 86.

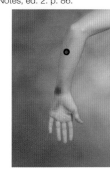 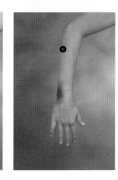

尺侧腕屈肌

尺侧腕伸肌

惠允引自 Gulick D. Ortho Notes, ed. 2. p. 86–87.

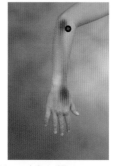
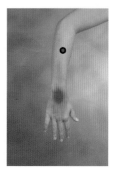

桡侧腕伸肌长头

桡侧腕伸肌短头

惠允引自 Gulick D. Ortho Notes, ed. 2. p. 87.

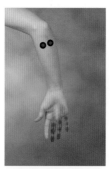
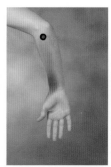

指伸肌

旋前圆肌

惠允引自 Gulick D. Ortho Notes, ed. 2. p. 104.

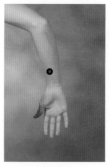
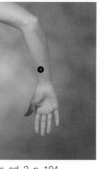

拇长屈肌

第一骨间背侧肌

惠允引自 Gulick D. Ortho Notes, ed. 2. p. 104.

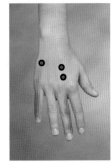
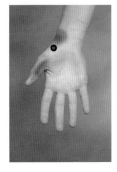

**小指展肌和
第二骨间背侧肌**

拇对掌肌

惠允引自 Gulick D. Ortho Notes, ed. 2. p. 105.

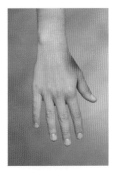
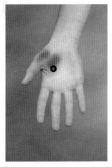

拇收肌

惠允引自 Gulick D. Ortho Notes, ed. 2. p. 105.

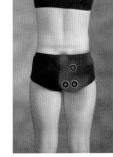
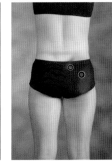

臀大肌

梨状肌

惠允引自 Gulick D. Ortho Notes, ed. 2. p. 188.

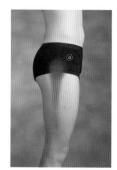

阔筋膜张肌

惠允引自 Gulick D. Ortho Notes, ed. 2. p. 188.

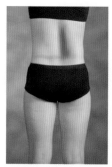 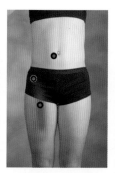

髂腰肌

惠允引自 Gulick D. Ortho Notes, ed. 2. p. 188.

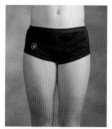 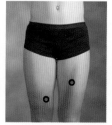

股直肌

股内侧肌

惠允引自 Gulick D. Ortho Notes, ed. 2. p. 203.

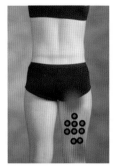
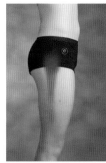

腘绳肌

阔筋膜张肌

惠允引自 Gulick D. Ortho Notes, ed. 2. p. 204.

成人关节活动范围（美国骨科医师学会）	
关节 / 动作	范围（°）
颈椎 - 屈曲	0~45
伸展	0~45
侧屈	0~45
旋转	0~60
肩 - 前屈	0~180
后伸	0~60
外展	0~180
内旋	0~70
外旋	0~90
水平内收	0~135
肘 - 屈曲	0~150
旋前	0~80
旋后	0~80
腕 - 屈曲	0~80
伸展	0~70
偏桡侧	0~20
偏尺侧	0~30

| 成人关节活动范围（美国骨科医师学会） ||
关节 / 动作	范围（°）
胸腰骶椎节段 - 前屈	0~80 或者 10cm
后伸	0~30
侧屈	0~35
旋转	0~45
髋关节 - 屈曲	0~120
后伸	0~30
外展	0~45
内收	0~30
内旋	0~45
外旋	0~45
膝关节 - 屈曲	0~135
踝关节 - 跖屈	0~50
背屈	0~20
距下关节 - 内翻	0~35
外翻	0~15

| 被动 ROM 常见的终末端感觉 ||
终末端感觉	解释和举例
关节囊型	抵抗慢慢地增加，例如膝关节伸展时
韧带型	类似关节囊型，但是更硬点：最后触到硬的终结点或伴有疼痛
软组织挤压型	感觉像是带疼痛的挤压：运动因为软组织的接触而停止
骨对骨型	坚硬的，突然停止，例如肘关节伸展时
肌肉绷紧 / 弹力型	感觉是因为肌肉的反应，类似其他软组织，但是通过保持 - 松弛法能改善这种情况：肌肉绷紧而限制动作
弹性感觉	肌肉反应与抗阻和施加的压力一样，并用方向相反，类似弹簧
空感觉	由于疼痛，患者不能运动到终末端

常见的关节囊模式

关节	受限模式
颞下颌关节	张口受限
寰枕关节	伸展和侧屈同等受限
颈椎	侧屈和旋转同等受限，伸展受限
盂肱关节	外旋、外展、内旋
胸锁关节	活动到最大角度时疼痛
肩锁关节	活动到最大角度时疼痛
肱尺关节	屈曲、伸展
肱桡关节	屈曲、伸展、旋前、旋后
桡尺远侧关节	最大范围的活动，最大旋转时疼痛
腕关节	屈、伸同等受限
大多角骨掌骨关节	外展、背伸
掌指关节和指间关节	屈曲、伸展
胸椎	侧屈和旋转同等受限、背伸
腰椎	侧屈和旋转同等受限、背伸
骶髂关节/耻骨联合	关节压痛
髋关节	屈曲、外展、内旋
膝关节	屈曲、伸展
胫距关节	跖屈、背屈
距下关节	内翻受限
跗骨间关节	背屈、跖屈、外展、内旋
第一跖趾关节	屈曲、伸展

惠允引自 Magee, D. Orthopedic Physical Assessment. St Louis: Saunders Elsevier; 2008. Table 1-16 p. 33.

肌力评估（肌肉表现）

分级系统 *

分级	定义
5（正常）	全运动范围都能对抗重力，在运动终点施加最大阻抗，能保持位置
4（良好）	全运动范围都能对抗重力，在运动终点施加较大阻抗，能保持位置
3+（可+）	全运动范围都能对抗重力，在运动终点施加轻微阻抗，能保持位置
3（可）	全运动范围都能对抗重力，在运动终点对于任何阻抗，都不能保持位置
2（差）	能在无重力的情况下，做全范围运动
1（轻微收缩）	可以观察到或触摸到肌肉存在轻微收缩
0（无运动）	没有肌肉活动

注：*Hislop 和 Montgomery 分级。

下肢功能性肌肉测试

起立测试

步骤：受试者坐在 43cm 高的椅子上，双手交叉抱胸。尽量快地做 5 次站起和坐下。从坐位开始计时，到第 5 次坐下时停止计时，测试整个过程的时间。

标准数据：

60~69 岁：11.4 秒

70~79 岁：12.6 秒

80~89 岁：12.7 秒

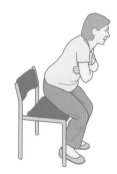

惠允引自 Bohannon 2006.

30 秒起立测试

步骤：受试者在 30 秒内，从 43cm 高的椅子上坐下再站起，不能用手做支撑。从坐位开始计时，测试 30 秒内能做多少次站起坐下。

年龄 / 岁	男性正常值 / 次	女性正常值 / 次
60~64	14~19	12~17
65~69	12~18	11~16
70~74	12~17	10~15
75~79	11~17	10~15
80~84	10~15	9~14
85~89	8~14	8~13
90~94	7~12	4~11

内脏器官的神经支配和牵涉痛分布模式		
神经支配节段	相应脏器	牵涉痛分布模式
C3~5	膈肌	颈椎
T1~5	心脏	颈前部、胸部、左上肢
T4~6	食管	胸骨下和上腹部
T5~6	肺	胸椎
T6~10	胃	上腹部、胸椎
	胰腺	上腹部、胸椎下部和腰椎上部
	胆管	上腹部、胸椎中段
T7~9	胆囊	人体右上部，包括右胸、右肩、右上背部
	肝	右侧胸椎
T7~10	小肠	胸椎中段
T10~11	睾丸 / 卵巢	下腹部和骶骨
T10~L1	肾	腰椎、腹部

内脏器官的神经支配和牵涉痛分布模式		
神经支配节段	相应脏器	牵涉痛分布模式
T10~L1，S2~4	子宫、前列腺	胸腰椎结合部、腰骶椎结合部、骶骨、睾丸
T11~L2，S2~4	子宫	腹股沟、耻骨上部、大腿中部
	膀胱	骶骨尖

惠允引自 Gulick D. Ortho Notes, ed. 2. p.4.

关节完整性和周围神经检查		
关节	韧带/关节检查	描述
肩关节	恐惧试验：检查肩关节前侧稳定性	仰卧位：被动运动，肩外展 90°，然后外旋至最大可忍受的范围
	肩锁关节剪切试验	从前往后挤压肩锁关节
	喙锁韧带检查	健侧卧位，患侧手放到背后，肩胛下角被动外展，检查锥状韧带。同样体位，肩胛内侧缘被动外展，以检查斜方韧带
	肩峰撞击诱发试验：检查冈上肌或者肱二头肌长头是否存在撞击	坐位：上肢在肱骨处于内旋的情况下，肩关节被动前屈至最大范围
	Hawkins/Kennedy 试验：检查冈上肌是否存在撞击	坐位：肩关节被动运动至 90° 前屈，然后肩关节内旋至最大范围
	撞击缓解试验，来证实撞击的存在	坐位：先做主动的前屈或者外展动作，明确撞击发生的角度和疼痛强度。然后测试者在撞击发生位置前，在肱骨头上施加一个向下的滑动或向后向下的滑动手法，如果这时主动运动范围改善，疼痛强度减小，则证明存在撞击

关节完整性和周围神经检查		
关节	韧带／关节检查	描述
肘关节	内侧和外侧副韧带	内侧应力：检查外侧副韧带 外侧应力：检查内侧副韧带
	旋前圆肌，正中神经卡压	上肢放松，肘部有支撑，抗阻前臂旋前的动作
	Mill 试验：检查肱骨外上髁炎	上肢放松，肘关节被动完全伸展，被动屈腕加旋前
	被动试验：检查肱骨内上髁炎	上肢放松，肘关节被动完全伸展，被动伸腕加旋后
	Tinel 征：检查尺神经在尺神经沟里是否有卡压	肘放松，轻敲尺神经沟
腕关节和手关节	内侧和外侧副韧带	内侧应力：检查外侧副韧带 外侧应力：检查内侧副韧带
	握拳尺偏试验：桡骨茎突狭窄性腱鞘炎	握拳，四指抓住拇指，尺偏腕关节时，桡骨茎突、拇短伸肌和拇长展肌处疼痛
	腕掌屈试验，检查腕管综合征	双手背完全相靠，再挤压，造成手腕最大屈曲，等待 1 分钟，看是否会造成手指麻木
	腕背屈试验，检查腕管综合征	双手合十，双手手指手掌完全接触，保持手腕在最大伸展位 1 分钟

关节完整性和周围神经检查		
关节	韧带 / 关节检查	描述
髋关节	特伦德伦堡试验	单脚站立，如果腿抬起的一侧骨盆相对站立侧下垂，证明站立侧的臀中肌无力
	髋关节研磨试验	仰卧位，受试髋关节屈曲 90°，测试者沿股骨纵轴向关节窝施加压力，同时内旋、外旋、内收和外展髋关节，检查股骨头、关节软骨和关节唇情况
	托马斯试验：屈髋肌紧张度	仰卧位，坐骨在检查台的边缘。双手交叉抱住膝关节，保证腰椎处于中立位。受试侧髋下垂，检查伸髋角度，两侧对比，检查屈髋肌紧张度和髋关节囊紧张度
	提踵试验：股直肌紧张度	侧卧位或者俯卧位，髋关节中立位，检查被动屈膝范围，检查股直肌紧张度
	奥伯试验：髂胫束紧张度	侧卧位，受试侧在上方，被动伸髋、伸膝，然后让下肢下落内收。阳性时下肢不能下落
	梨状肌	仰卧或者侧卧于非复试侧，屈髋 70°~80°，同时屈膝，用力做膝关节内收和髋外旋动作。观察是否有臀部疼痛或者诱发坐骨神经痛
	前后髋关节盂唇撕裂试验	检查前关节唇：仰卧位，髋处于屈曲、外旋和外展位，抗阻受试者的伸髋、内旋和内收动作
		检查后关节唇：仰卧位，髋处于屈曲、内收和内旋位，抗阻受试者的伸髋、外旋和外展动作
	骶髂关节分离试验	仰卧位：被动地将受试髋关节摆放到屈曲、外展和外旋位，即将受试侧的外踝放到对侧伸直的股骨下端。然后在受试侧的膝关节施加压力，增加外展角度。检查髋关节和髂骶关节的病变

关节	韧带 / 关节检查	描述
膝关节	内外侧副韧带	内侧应力：检查外侧副韧带 外侧应力：检查内侧副韧带
	拉赫曼试验：检查前交叉韧带松弛度	仰卧位，屈膝 30°，近端胫骨被动向前拉，如果大于 5mm 提示阳性
	前抽屉试验，检查前交叉韧带松弛度	仰卧位，屈膝 80°~90°，足在检查床上。治疗师双手握住胫骨上端，拉力垂直胫骨向前拉
	后抽屉试验，检查后交叉韧带松弛度	仰卧位，屈髋 45°，屈膝 90°。治疗师双手握住胫骨上端，推胫骨向后
	髌骨研磨试验髌骨软化症	仰卧位，受试膝关节处于伸展位。治疗师手卡压在髌骨上缘，要求受试者主动收缩四头肌，两侧比较，检查髌骨下软骨状态
踝关节	前抽屉试验	抓住跟骨后缘，将其相对胫腓骨向前拉，检查距腓前韧带松弛度
	距骨倾斜试验：检查距腓前韧带、跟腓韧带和距腓后韧带的紧张度	在不负重的条件下，使用跟骨造成距骨内翻，在跖屈的条件下检查距腓前韧带，在中立位下检查跟腓韧带，在背屈位下检查距腓后韧带
	挤压试验	仰卧位，膝伸展。在冠状面从近端一直到远端挤压胫腓骨，检查胫腓骨之间的韧带松弛度。主要检查下端的胫腓前韧带和胫腓后韧带，检查高位踝扭伤的存在和程度
	汤普森试验	俯卧位，屈膝 90°，挤压腓肠肌和比目鱼肌中段。如果没有出现踝跖屈，则提示跟腱断裂
	Morton 试验	在非负重位，挤压足的横弓，挤压跖骨头，如果疼痛在第 2 和第 3 跖骨间或者第 4 和第 5 跖骨间，则提示 Morton 神经瘤
	Bump 试验：应力性骨折	在不负重、踝中立位下，用手挤压足跟。如果疼痛，提示跟骨可能有应力性骨折
	神经干叩击试验：胫神经损伤	在不负重的情况下，轻敲内踝下后部，如果出现足部感觉异常，提示存在跗管综合征，胫神经可能被挤压

关节完整性和周围神经检查

第七章 肌肉骨骼系统疾病

惠允引自 Gulick D. Ortho Notes, ed. 2. Philadelphia: F.A. Davis, 2009. p.139.

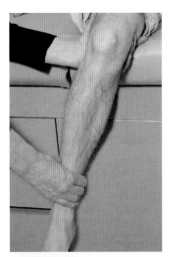

外侧应力试验

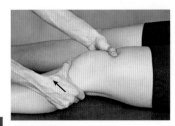

拉赫曼试验

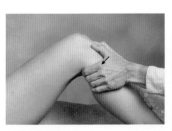

后抽屉试验

惠允引自 Gulick D. Ortho Notes, ed. 2. p. 204.

第七章 肌肉骨骼系统疾病

胸廓出口综合征的评估

利用以下姿势对这些结构施加压力，来检查锁骨下动脉、静脉和臂丛神经是否被挤压。

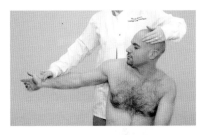

方法：检查受试侧桡动脉的搏动。

反应：脉搏减慢，提示前斜角肌压迫锁骨下动脉试验阳性。

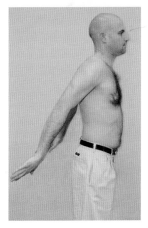

方法：肩部从放松的姿势缩回和下沉类似军事直立姿势。

反应：症状出现或桡动脉搏动减慢，提示神经血管束压迫试验阳性。

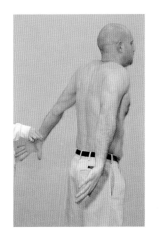

方法：把患肢进一步活动到外展位，监测脉搏和症状。

反应：症状出现或桡动脉搏动减慢。

方法：3分钟抬臂试验，上臂外展 90°，肘屈曲 90°，双手交替握拳和张开。

反应：如果不能坚持 3 分钟或症状出现，提示阳性。

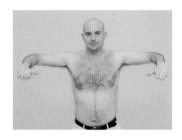

脊柱活动性检查

松垮试验

检查神经动力学。

位置：坐位，患者完全放松，驼背坐，保持颈部屈曲。

方法：伸展膝关节，增加踝关节背屈，两次比较。

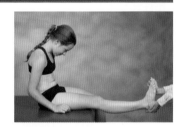

惠允引自 Gulick D. Ortho Notes, ed. 2. Philadelphia: F.A. Davis, 2009.

椎间孔挤压试验

检查颈椎神经根和椎间孔。

位置：患者坐位。

方法：测试者站在患者后方，十指交叉放于患者头顶施加向下压力，同时颈椎处于轻微的后伸和侧屈位。

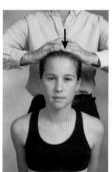
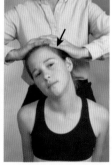

惠允引自 Gulick D. Ortho Notes, ed. 2. Philadelphia: F.A. Davis, 2009.

颈椎牵拉测试

　　用来评估神经根受压程度和颈椎活动度。

　　位置：患者仰卧位或坐位。

　　方法：双手固定住乳突，轻轻地施加向上的牵拉力，分开关节突关节。

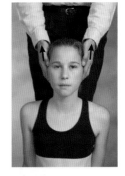

惠允引自 Gulick D. Ortho Notes, ed. 2. Philadelphia: F.A. Davis, 2009.

椎动脉试验

　　用来评估椎动脉的完整性。

　　位置：受试者仰卧位。

　　方法：测试者固定住受试者枕骨，将颈椎后伸、侧屈和对侧旋转45°，在这个位置维持30秒。

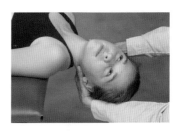

惠允引自 Gulick D. Ortho Notes, ed. 2. Philadelphia: F.A. Davis, 2009.

寰枢横韧带测试

　　位置：受试者仰卧位，测试者固定住受试者头部。

　　方法：测试者双手示指在受试者枕骨和第2颈椎棘突之间，向上轻轻提起枕骨，保持该姿势15秒。

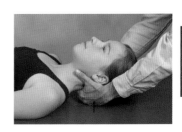

惠允引自 Gulick D. Ortho Notes, ed. 2. Philadelphia: F.A. Davis, 2009.

肋骨挤压检查

用来评估肋骨骨折。

位置：受试者仰卧位。

方法：测试者用手从受试者两侧肋骨挤压胸廓，再从胸廓前后挤压胸廓。

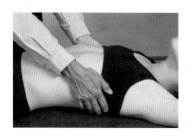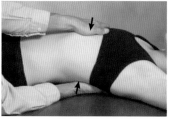

惠允引自 Gulick D. Ortho Notes, ed. 2. Philadelphia: F.A. Davis, 2009.

比弗征

用来评估腹部肌肉组织。

位置：受试者仰卧位，屈膝且双脚放在垫子上。

方法：努力抬起头部和肩部，如果观察到肚脐被往剑突方向拉起，提示阳性（应该维持直线）。

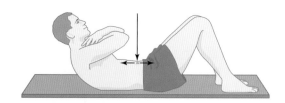

直腿抬高试验

位置：受试者仰卧位，在伸膝的情况下被动屈髋、髋内收和髋内旋。

方法：

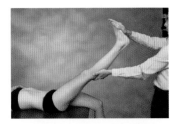

A 踝背屈，检查坐骨神经

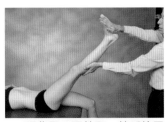

B 踝背屈，踝外翻，然后伸展脚趾，检查胫神经

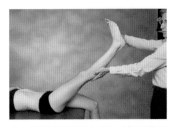

C 踝背屈和踝内翻，检查腓肠神经

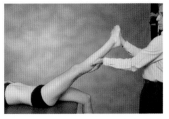

D 踝跖屈和踝内翻，检查腓总神经

惠允引自 Gulick D. Ortho Notes, ed. 2. Philadelphia: F.A. Davis, 2009.

骶髂关节分离试验

位置：受试者仰卧位。

方法：测试者的双手交叉，放到受试者的髂前上棘上，双手施加外向压力。

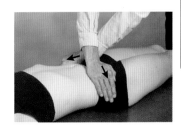

惠允引自 Gulick D. Ortho Notes, ed. 2. Philadelphia: F.A. Davis, 2009.

骶髂关节挤压试验

位置：受试者侧卧位。

方法：测试者的双手置于受试者的骨盆髂前上棘上，往下施加压力。

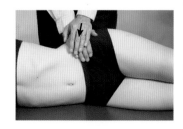

胡佛测试

用来检查是否有装病情况存在。

位置：受试者仰卧位。

方法：测试者分别用两只手托住受试者的足跟，嘱受试者主动抬腿。正常情况下，对侧足跟应该在测试者的手上向下施加压力。如果受试者诉抬腿无力，抬不起来，而测试者在对侧足跟下没有感觉到向下的压力，说明受试者装病。

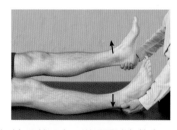

惠允引自 Gulick D. Ortho Notes, ed. 2. Philadelphia: F.A. Davis, 2009.

脊柱活动

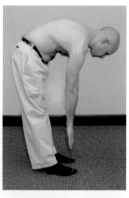

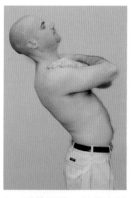

A 前屈运动，关节突关节打开

B 后伸运动，关节突关节闭合

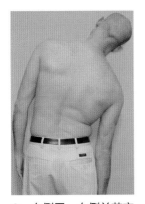
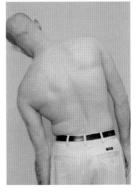

C 右侧屈，右侧关节突
关节闭合，左侧关节突
关节打开

D 左侧屈，左侧关节突
关节闭合，右侧关节突
关节打开

脊柱医疗红旗征

- 小于 20 岁、大于 55 岁的个体，有持续夜间痛，大小便行为异常，有双下肢症状，既往有癌症史，非机械性疼痛，血沉高于 25mm/h
- 中段胸椎痛，可考虑心肌梗死或者胆囊疾病
- T6~T10 疼痛，考虑消化道溃疡
- 有前列腺癌的既往史
- 搏动性腰痛，考虑血管疾病（动脉瘤）
- 腰骶部出现"山羊胡子"毛发，考虑皮下有隐形脊柱裂
- 皮肤出现"牛奶咖啡斑"，为一种浅褐色斑块，考虑多发性神经纤维瘤
- 如果上背部疼痛或者颈部疼痛，随深呼吸、咳嗽和大笑加重，而屏住呼吸会减轻疼痛，则考虑最近有发热、上呼吸道感染、心肌梗死或者心包炎
- 颈部淋巴结增大、严重瘙痒和不规律发热，考虑霍奇金淋巴瘤
- 麦氏点有压痛，考虑阑尾炎

惠允引自 Gulick, 2009.

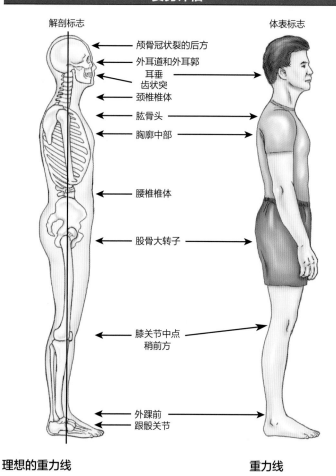

解剖标志

体表标志

颅骨冠状裂的后方

外耳道和外耳郭

耳垂
齿状突

颈椎椎体

肱骨头

胸廓中部

腰椎椎体

股骨大转子

膝关节中点
稍前方

外踝前
跟骰关节

理想的重力线

重力线

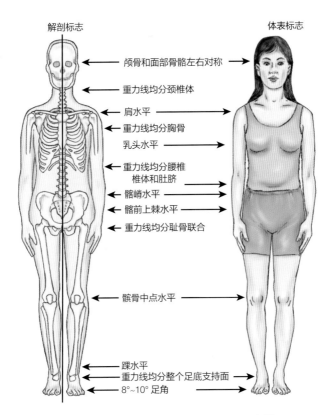

解剖标志 体表标志

颅骨和面部骨骼左右对称

重力线均分颈椎体

肩水平

重力线均分胸骨

乳头水平

重力线均分腰椎
椎体和肚脐

髂嵴水平

髂前上棘水平

重力线均分耻骨联合

髌骨中点水平

踝水平

重力线均分整个足底支持面

8°~10° 足角

理想的重力线　　　　　　**重力线**

导致慢性脊柱功能障碍的危险因素	
身体因素	心理、职业和法律因素
• 吸烟 • 同一区域的麻木和感觉异常 • 反射性下肢痛 • 既往腰痛史 • 不理想的健康状态	• 由于腰痛引起的工作减少 • 抑郁 • 个人问题：酗酒、婚姻和财务 • 工作满意度低 • 含有对抗性质的法律纠纷

姿势变化

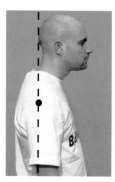

探颈位

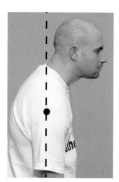

驼背位

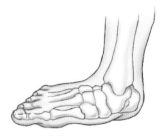

外翻足（扁平足）

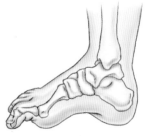

内翻足（高足弓）

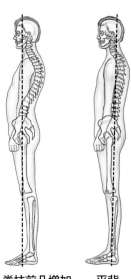

脊柱前凸增加　　平背　　膝外翻（Ⅹ型腿）　膝内翻（○型腿）

运动控制				
障碍水平				
	正常	轻微	中度	严重
感知				
注意力				
认知				
觉醒程度				
感觉				
肌肉紧张度				

运动控制				
障碍水平				
	正常	轻微	中度	严重
运动模式				
坐位平衡				
站立平衡				

姿势异常	
异常情况	可能造成的问题
头前伸姿势	上颈椎痛，头痛，发展到其他脊椎异常，例如胸椎段脊柱后凸，腰椎前凸减少
颈椎/胸椎段脊柱后凸	上颈椎痛，头痛，外展肩胛骨，拉伸而变弱的后背躯干肌肉，缩短的躯干前部肌肉
肩胛骨：翼状肩，肩胛过高或过低，肩胛回缩	上肢无力，肩胛稳定肌肉无力（前锯肌，斜方肌中束和下束），胸椎上部肌肉痉挛
腰椎前凸	腰椎后伸范围过大，前屈运动不利，增加 L4、L5 和 L5、S1 之间的剪切力，腹肌无力，屈髋肌挛缩，增加腰椎间盘受损的概率
膝外翻	易导致膝内侧和踝部疼痛，外侧髋关节疼痛
膝内翻	导致膝外侧和踝部疼痛
扁平足	增加膝关节的外向张力，造成足部关节的异常压力
高足弓	对所有下肢和脊柱的结构压力增加

工效学和身体力学

椎间盘内压力在不同姿势下的变化。假设站立位时的数值是 100，其他数值是相对于站立位的百分比。

相对于站立位，椎间盘内压力增加或减少（%）

每天的姿势

25 75 100 150 220 140 185 275

运动

150 180 210 100 140 130 35

惠允引自 Nachemson A. The lumbar spine: An orthopedic challenge. Spine 1:50-71, 1976.

预防颈椎和腰椎损伤

活动：睡眠。

正确姿势：枕头应该保证颈椎和腰椎于中立位。

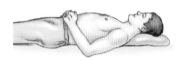
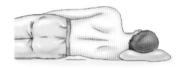

活动：坐位工作。

正确姿势：桌子、椅子和显示器要调整好，使显示器高度和眼平齐。使用椅子扶手，后背靠在椅背上。膝关节比髋关节低，使用脚踏架。保持手腕于中立位，打字只用手指。可以考虑使用护腕来减少手腕的使用。

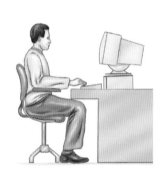

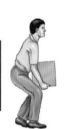
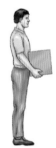

活动：搬重物。

正确姿势：重物靠近自己身体，收缩腹肌。起身时用腿和髋关节发力，不用颈部和腰部发力。

步态、移动和平衡		
目测步态分析	正常	异常
往复交替的摆臂		
肩和胸廓的旋转		
骨盆的旋转		
髋关节的屈伸（最小屈曲 30°）		
膝关节的屈伸（最小屈曲 40°，上下台阶 70°）		
踝背屈 最小 15°，踝跖屈，最小 15°		
步长左右对称		
步幅，正常 70~82cm		
是否存在抬足跟		
是否存在摆腿前动作（足尖抬起到足跟抬起）		
步频		
骨盆侧倾，一侧髂前上棘高于另一侧		
髋旋转、内收和外展		
膝旋转、内收和外展		
足角范围		
负重支撑面测量		
距下关节运动		

异常步态		
步态周期	变化	问题 / 原因
各个步态周期(一)	疼痛步态: ● 患肢减少负重 ● 患肢减少负重转换 ● 对侧肢体减少摆动期	下肢或者骨盆疼痛 患肢运动范围下降或者力量不足
各个步态周期(二)	特伦德伦堡步态: 健侧骨盆在患侧单腿站立位时下降，或者在患侧负重时，躯干向患侧弯曲	患侧臀中肌无力
站立到足跟着地期	足跟着地期时，躯干快速后倾，以维持直立的姿势	臀大肌瘫痪或无力
站立期(一)	当相对较短的下肢接触地面时，骨盆沿冠状面下降。相对较长的下肢会有过度屈曲或者向摇摆	下肢不等长
	患肢过度提髋来完成摆腿	患侧髋或者膝屈曲不利
	身体前倾，同时快速跖屈（蹬地）来促成伸髋	股四头肌不能收缩
站立期(二)	患侧下降的站立期，同时伴健侧小步幅。患侧没有蹬地	跖屈肌（小腿后部肌肉）瘫痪或无力
	腰椎前凸增加，同时躯干后倾	屈髋肌挛缩
	站立相时过早抬脚跟，站立相中间膝过伸，同时躯干前屈加屈髋	跖屈肌挛缩，踝背曲不足

异常步态		
步态周期	变化	问题 / 原因
摆动期	前摆腿困难，通过外旋髋关节，使用内收肌代偿来实现摆腿	腰大肌无力
	高抬脚步态，通过增加屈髋和屈膝来补偿足下垂	踝背屈肌无力
	接触地面时，足底拍打地面	踝背曲肌（胫前肌）无力
	健侧在摆动后期和站立早期有过度踝背曲。患侧在站立期终末有过早抬足跟	膝关节屈曲挛缩

使用辅助设备的步态训练

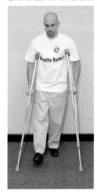

步态模式：单侧辅具的三点模式。

描述：在健侧使用辅具。顺序为辅具先行，患肢跟上，健肢随后。如果使用四腿助行器则助行器先行，然后患肢跟上，健肢随后。

步态模式：双侧辅具的四点模式。

描述：一侧拐杖先行，然后对侧下肢跟上，接着对侧拐杖跟上，随后是另一侧下肢。

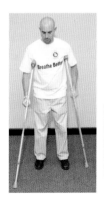

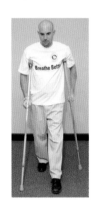

步态模式：双侧辅具的两点模式。

描述：双侧辅具先向前，患肢跟上，健肢随后。使用助行器，助行器先向前，患肢可以非负重向前，然后健肢跟进。

步态模式：上下台阶。

描述：上台阶（不论使用单侧辅具还是双侧辅具）健肢先行，然后患肢和辅具一起跟上。下台阶，辅具和患肢一起先下，然后健肢跟上。

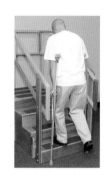

自我照顾和家庭管理评估

所需辅助级别					
任务	独立完成	需要监督	少量辅助	中度辅助	完全辅助
床上运动，翻身	独立	监督	少量	中度	完全
向床头或床尾移动	独立	监督	少量	中度	完全
在平地推轮椅	独立	监督	少量	中度	完全
推轮椅绕过障碍物和转弯	独立	监督	少量	中度	完全
在社区使用轮椅的耐力	独立	监督	少量	中度	完全
站立和坐下之间的转换	独立	监督	少量	中度	完全
轮椅上站起，转移到床或马桶	独立	监督	少量	中度	完全

所需辅助级别					
任务	独立 完成	需要 监督	少量 辅助	中度 辅助	完全 辅助
轮椅上站起，转移到地面	独立	监督	少量	中度	完全
轮椅上站起，转移到浴盆	独立	监督	少量	中度	完全
轮椅上站起，转移到车	独立	监督	少量	中度	完全
在水平表面的步态活动	独立	监督	少量	中度	完全
上楼梯	独立	监督	少量	中度	完全
下楼梯	独立	监督	少量	中度	完全
上下斜坡	独立	监督	少量	中度	完全
社区活动的耐力	独立	监督	少量	中度	完全
洗澡	独立	监督	少量	中度	完全
上厕所	独立	监督	少量	中度	完全
穿脱衣服	独立	监督	少量	中度	完全
做饭	独立	监督	少量	中度	完全

肌肉骨骼系统疾病的诊断

诊断测试	适应证	用途	禁忌证
X线	初始评估观察不到的变化，评估触诊的异常发现	肿瘤、骨折、血管异常、软组织异常	妊娠
CT	查看更多的细节	比X线更细致地查看更多细节，肿瘤位置、撕裂等	如果使用造影剂，要检查患者是否有造影剂过敏；幽闭恐怖症

第七章 肌肉骨骼系统疾病

诊断测试	适应证	用途	禁忌证
磁共振成像	检查 X 线和 CT 没有看到的组织变化	关节韧带软骨变化，骨感染，骨病，骨肿瘤，骨折，脊柱病变，椎间盘病变	无幽闭恐怖症；身体无含铁金属植入，无起搏器、人工关节，女性无内置避孕装置；如果使用造影剂，应检查患者是否有过敏反应
骨扫描	通过热点影像检查骨折，骨折不愈合或者骨折异常愈合；骨转移癌，良性肿瘤，骨髓炎，缺血性坏死；Paget 病	显示早期骨病或者骨愈合	无特定禁忌证；要和其他临床检查结合使用
双能 X 线吸收法	在腰椎和髋关节附近测量骨密度	测量骨中钙离子含量，估计骨强度，评估骨折风险	无风险、无副作用

肌肉骨骼系统疾病的干预措施

常用的矫形器及保护、辅助支撑设备	
矫形器的使用部位	描述 / 适应证
颈部	
软领套	支撑颈椎；减少肌肉的工作；极小的控制功能
费城式颈圈	硬质塑料支撑下颌和头后部；很好的控制功能
胸骨 - 枕骨 - 下颌骨固定器	最大限度地限制颈部运动；3~4 个支撑柱
Halo 支架	完全固定颈椎运动：用 4 个螺丝将头环固定在颅骨上

常用的矫形器及保护、辅助支撑设备	
矫形器的使用部位	描述 / 适应证
腰部	
腰骶支架	硬式躯干支架，包括骨盆和胸椎及后部支架；限制前屈，控制后伸，限制侧向运动
胸骶支架	比腰骶支架多胸椎控制功能；限制了整个躯干的运动
肩部	
肩峰锁骨关节脱位支架	用于关节的脱位或者术后固定
偏瘫吊带	用于偏瘫以后保护肩锁关节和肩关节，防止半脱位
腕部	
静态休息位夹板	保持腕关节于轻度伸展位，同时保持手部的轻微压力；用于术后和受伤以后的恢复；有时也保护手指
腕管综合征夹板	保持腕关节于中立位防止正中神经受压
膝部	
髌韧带（髌股肌腱）束带	施加压力在髌韧带上的弹力束带
控制运动护膝	这两类护膝都保护损伤区域，限制水肿以控制膝关节疼痛；也可用于膝关节术后几个月限制关节运动
髌骨稳定护膝	
踝足矫形器	塑料或者金属制矫形器，用来辅助踝背曲肌肉；支撑脑卒中、不完全脊髓损伤或周围神经损伤后发生的下垂足

第七章 肌肉骨骼系统疾病

转移时需要特别注意的疾病	
疾病	特别注意事项
全髋置换术后2周内	预防髋内收、内旋和屈曲大于90° 髋关节不能后伸 使用增高的马桶和椅子
腰部损伤	避免过多的腰椎旋转、侧弯和前屈 在床上翻身时，患侧肢体要连腿带腰和躯干一起翻转 仰卧位和侧卧位时，髋和膝要适当屈曲

Salter 骨折分型	
骨折描述	定义

位置
   a. 骨干
   b. 干骺端
   c. 骨骺
   d. 关节内
	a. 骨体
	 b. 皮质部由松质骨组成，在长骨的骨干和骨骺之间
	 c. 在骨关端的生长中心
	 d. 在关节内

程度：完全和不完全骨折	如果是不完全骨折，可能是骨裂、线性骨折，青枝骨折、不完全的压缩性骨折

形状
   横形
   斜形
   螺旋
   粉碎性
	横形骨折是骨折线垂直于长轴
	 斜形骨折是指骨折线斜于长轴
	 螺旋形骨折是指骨折线环绕着长轴
	 粉碎性骨折是指骨质碎裂成2块以上的骨折

与外界的关系，分为开放式和闭合式	皮肤无损的是闭合式骨折 骨折部位皮肤破损的是开放式骨折
并发症：复杂性骨折和非复杂性骨折	复杂性骨折伴随局部和系统性并发症，愈合时间延长

骨折类型

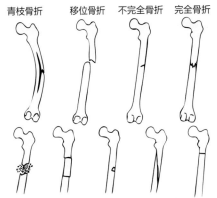

青枝骨折　　移位骨折　　不完全骨折　　完全骨折

粉碎性骨折　节段性骨折　蝶形骨折　螺旋形骨折　线性骨折（骨裂）

惠允引自 Rothstein RM, Roy SH, Wolf SL. The Rehabilitation Specialist's Handbook, FA Davis: Philadelphia; 2005; ed.3. p. 84.

制动对机体的影响

制动范例：石膏、卧床、失重、失神经（SCI或神经损伤），因瘫痪、炎症痛而被动体位

组织类型	不负重、失重、不受力以后的变化	结果	时间框架	恢复期
韧带和肌腱	胶原成分下降 交联成分减少 张力下降	结缔组织变弱	8周后，张力和强度下降50%	12~18个月
关节表面	糖蛋白含量下降 胶原合成下降 关节软骨萎缩 局部骨质疏松 韧带附着点力量下降 软骨水成分增加	关节活动范围下降 受力后所坚持的时间减少 骨和韧带复合体吸收外界应力的能力下降 关节周围肌肉力量下降	不明确	不明确
关节软骨	关节软骨变薄 软骨下骨开始生	由于骨增生长造成ROM下降	不明确	不明确

关节囊	胶原纤维顺序混乱 异常的纤维间交联	关节囊变硬、活动度下降	不明确	不明确
关节滑膜	粘连形成 纤维-脂肪组织增生进入关节囊	滑动减少 滑液运动减少	不明确	不明确
肌肉		肌肉萎缩： I 型纤维萎缩 如果中枢神经受损，II 型纤维萎缩 关节挛缩造成运动受限 改变运动模式 血管和液体凝滞	在制动 3 天内	每 1 天的制动，需要大约 2 天的训练来恢复正常力量

纤维肌痛综合征筛查		
1. 晚上睡觉是否有困难？	有	没有
2. 早晨起来是否觉得休息过来了？	有	没有
3. 早晨是否感觉僵硬又酸痛？	有	没有
4. 白天是否觉得累和疲惫？	有	没有
5. 肌肉疼痛和酸痛是否转移到身体其他部位？	有	没有
6. 是否有紧张性头痛或者偏头痛？	有	没有
7. 是否有肠易激综合征(恶心、腹泻、腹痛挛绞痛)？	有	没有
8. 是否感觉四肢肿胀、麻木或针刺感？	有	没有
9. 是否对温度、湿度或者天气变化敏感？	有	没有
有问题的问题数		
评分：如果以上问题中，有两个或者两个以上问题的答案是"有"，则可以认定患者有纤维肌痛综合征		

纤维肌痛综合征触痛点一共有 18 个，如果 11 个以上的触痛点有触痛，则可以诊断纤维肌痛综合征。

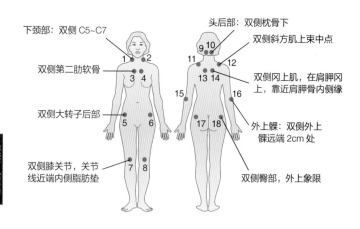

骨质疏松症筛查问卷		
评估问题	是	否
1.你是否体格比较瘦小?		
2.你是白人还是亚裔?		
3.与你有血缘关系的家人中是否有人患有骨质疏松症?		
4.你是处于绝经期的妇女吗?		
5.你是否每天摄入酒精量超过 60ml?(大约为 1500ml 酒精度 4% 的啤酒、150ml 酒精度 40% 的白酒,或者是依据酒精度与容量计算出的纯酒精量超过 60ml 的红酒等)		
6.你每天抽烟超过 10 支吗?		
7.你是否喜欢运动(1 个星期步行或小强度锻炼 3 次)?		
8.你是否在 40 岁以前做过双侧卵巢切除手术,同时没有进行激素治疗?		
9.你是否服用甲状腺药物、抗感染药物或者抗癫痫药物超过 6 个月?		
10.你是否有髋关节、脊柱或者手腕骨折?		
11.你是否 1 天饮用咖啡、茶或者巧克力超过 3 杯?		
12.你是否食用奶制品或者其他钙含量高的食物?		
如果以上问题中,你回答"是"的问题超过 3 个,你发生骨质疏松症的概率就很大		

骨性关节炎和类风湿性关节炎的比较		
特征	骨性关节炎	类风湿性关节炎
发病年龄	大于 40 岁	一般在 15~50 岁开始发病
进程	由于机械应力,一般是缓慢发生	一般在数周数月内突然发生

骨性关节炎和类风湿性关节炎的比较		
特征	骨性关节炎	类风湿性关节炎
临床表现	有骨刺形成、软骨损坏和关节变形	有炎症性滑膜炎，以及关节和骨的不可逆的结构改变
侵扰的关节	少数关节，近端指间关节、远端指间关节、第一腕掌关节。 颈椎和腰椎。 髋、膝和第一跖趾关节	很多关节都受损，双侧掌指关节、近端指间关节、手、腕、肘、肩、颈椎、第一跖趾关节、踝
关节症状	超过 30 分钟的晨僵，负重和活动时有关节痛	关节红、肿、热及长时间的晨僵
系统症状	负重关节 不对称发病	总体感觉不舒服，疲惫 体重减轻，发热和类风湿结节 有眼部、血液系统和心血管系统疾病 一般是非负重关节，对称发作

截肢和假肢管理

评估使用假肢的可能性时要考虑的临床问题。

- 可能会影响训练的认知功能障碍
- 严重的神经系统问题
- 严重的心肺功能障碍，会造成体力限制
- 在膝下位截肢的患者，存在严重的不可恢复的膝屈曲挛缩。膝上位截肢的患者，存在严重的髋关节屈曲挛缩
- 年龄过大
- 多种并发症（特别是糖尿病或者外周血管疾病）
- 心理因素，比如截肢以后损害自身形象，情绪上是否准备好，是否存在抑郁或者生活品质下降

其他需要考虑的因素。

■ 老年人

■ 多种并发症（特别是糖尿病或外周血管疾病）

■ 社会心理因素（身体感觉衰弱、情绪低落、抑郁或生活质量下降）

惠允引自 Guccione, 2012.

老年人假肢使用水平和常用假肢	
功能水平	截肢者活动预测评分
K0 在没有协助的情况下不具有安全行走或转移的能力；假肢不能提高其生活质量	<9.67
K1 能够使用假肢在平地上以固定的步频来步行 悬吊装置：髋部 W 带或骨盆带、Silesian 带、凝胶套与锁具，大腿、股骨髁上的挂带，或者是根据个案定制的髌腱负重悬吊装置 接受腔形式：通过股骨头坐骨承重；髌骨胫后肌腱全接触承重 插入件：可能需要插入缓冲凝胶衬垫（每个假肢 2 对） 膝关节：需要体重摩擦锁定、身体姿势控制锁定、手动锁定或多轴几何锁定 假肢踝关节 / 假肢脚板：胫踝软跟脚或单轴脚板	>9.67 平均分为 25
K2 可以跨越难度水平低的环境障碍、路缘、楼梯和不平整的表面。可以在社区范围内进行活动。 悬吊装置：与 K1 相同 接受腔与假肢关节：与 K1 相同 假肢踝关节与假肢脚板：有弹性的尼龙脚板或多轴脚，可以轻度屈伸 假肢活动预测得分 > 25.28	>25.28 平均分为 34.65

老年人假肢使用水平和常用假肢		
功能水平		截肢者活动预测评分
K3	具有可改变步行节奏的功能；经过职业康复、相关治疗或锻炼后，使用假肢能够跨越大多数环境的障碍，达到典型的社区步行水平，而不仅仅是简单的步行水平	>31.96 平均分为 40.5
K4	具有超过基本肢体功能的假肢运动能力，表现出很高的耐冲击力、压力或运动水平；是典型的儿童、成人或运动员的假肢需求 悬吊装置：与 K1 相同 接受腔：与 K1 相同 膝关节：液压膝关节、气压膝关节或计算机智能关节 假肢踝关节 / 假肢脚板：弹性足或弹性行走系统；多轴向的踝关节、动态储能假脚、带竖向承载塔的腿 / 脚系统	>38.49 平均分为 44.67
AMPPRO 和 AMPnoPRO 评估 / 不带假肢的单侧截肢肢体的行动能力，可双侧使用 AMPPRO。AMPPRO 的总范围是 0 ~ 42，AMPnoPRO 的总范围为 38		

假肢步态的异常

步态观察

■ 观察到的异常
■ （ ）未观察到明显的倾斜与偏移
■ （ ）躯干侧倾
■ （ ）躯干前倾
■ （ ）髋部上提、假脚外旋
■ （ ）髋关节环转
■ （ ）剪刀步态
■ （ ）单腿站立试验（Trendelenburg 征）
　　左 __ 右 __

■ （ ）膝过伸 左 __ 右 __
■ （ ）足下垂 左 __ 右 __
■ （ ）共济失调步态模式
■ （ ）疼痛步态
■ （ ）慌张步态
■ （ ）拖曳步态
■ （ ）步行速度降低
■ （ ）其他

PNF 上肢对角线模式

部位	D1 屈曲	D1 伸展	D2 屈曲	D2 伸展
肩胛骨	向前、向上	向后、下沉	向后、向上	向前、下沉
肩关节	屈曲、内收、外旋	后伸、外展、内旋	屈曲、外展、外旋	后伸、内收、内旋
肘关节	屈曲	屈曲	屈曲	屈曲
前臂	旋后	旋前	旋后	旋前
腕关节	桡侧屈曲	尺侧伸	桡侧伸	尺侧屈
手指	桡侧屈曲	尺侧伸	桡侧伸	尺侧屈
拇指	屈曲、内收	外展、伸展	外展、伸展	屈曲、对指

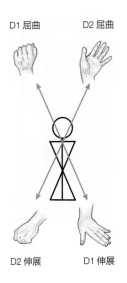

D1 屈曲　　　D2 屈曲

D2 伸展　　　D1 伸展

肌肉纤维类型及为增加肌肉纤维类型的训练方法

纤维类型	能引起此类纤维活跃活动的运动	代谢类型	线粒体	最能激活这类纤维的运动
快速收缩，IIb 型	快停快启动，全力以赴的练习，快速有力的运动	无氧	无	短时间，提高速度，负重
快速氧化糖酵解型，II a 型	快速收缩，长耐力	有氧和无氧的组合	有	力量与速度结合，力量和耐力训练
慢速收缩，I 型	慢速收缩，有持续活动能力	有氧	存在	长耐力，不负重，力量训练时多次重复

肌肉骨骼疾病的物理治疗实践模式指南

首选实践	包括
模式 4A： 以预防为主，减少骨矿物质流失的风险	长期的非负重、身体废用状态、营养缺乏、绝经后、子宫切除术后、使用药物，比如类固醇、甲状腺药物；慢性心血管系统和呼吸系统疾病
模式 4B： 姿态异常	脊柱异常弯曲；颈腰病变；椎间盘病变；四肢变形；骨质疏松；肌肉废用，痉挛；妊娠相关的问题；腿长不一致；关节僵硬
模式 4C： 肌肉表现异常	盆底功能障碍；慢性神经肌肉功能障碍；肌肉力量和耐力损失；关节炎；短暂性瘫痪
模式 4D： 与结缔组织功能障碍有关的关节活动范围、运动控制、肌肉表现异常	关节半脱位和脱臼、韧带拉伤、肌肉拉伤、长期的制动、疼痛、肿胀和积液、关节炎、硬皮病、红斑狼疮
模式 4E： 与局部炎症有关的关节活动范围、运动控制、肌肉表现异常	硬化性脊柱炎、滑囊炎、关节囊炎、肱骨外上髁炎、筋膜炎、痛风、骨性关节炎、滑膜炎、肌腱炎、肌肉拉伤／无力
模式 4F： 与脊髓病变有关的关节活动范围、运动控制、肌肉表现异常	退行性椎间盘疾病、脊髓狭窄、脊柱前脱位、椎间盘脱出、脊柱手术、异常的神经紧张、感觉改变、肌肉无力、伴有疼痛的前屈曲

肌肉骨骼疾病的物理治疗实践模式指南	
首选实践	包括
模式4G： 与骨折有关的关节活动范围和肌肉表现异常	骨矿物质流失、骨折、激素改变、药物、长期不负重状态、由于制动造成的肌肉无力、外伤
模式4H： 与关节成形术有关的关节活动范围、运动控制、肌肉表现异常	关节成形术、缺血性坏死、青少年风湿性关节炎、骨肿瘤、骨性关节炎、硬化性脊柱炎
模式4I： 与骨和软组织手术的关节活动范围、运动控制、肌肉表现异常	融合术、关节僵硬、骨移植和拉长术、剖宫产术、结缔组织修复、筋膜松解、内部清创、椎间盘问题、椎板切除术、肌肉或韧带修复、（骨折）切开内固定、骨切开
模式4J： 与截肢有关的关节活动范围、运动控制、肌肉表现、步态、运动和平衡异常	截肢、冻伤、外伤、外周血管疾病

（霍　烽　译，周敬杰　廖麟荣　王于领　审）

第八章　皮肤和皮下组织疾病

皮肤和皮下组织疾病的 ICD-10 编码

皮肤和皮下组织疾病

L00-L08	皮肤及皮下组织感染
L10-L14	大疱性疾病
L20-L30	皮炎和湿疹
L40-L45	丘疹鳞屑性疾病
L49-L54	荨麻疹和红斑
L55-L59	皮肤和皮下组织与辐射相关的疾病
L60-L75	皮肤附件病
L76	皮肤及皮下组织的术中及术后并发症
L80-L99	皮肤及皮下组织的其他疾病

评估

皮肤系统的评估如下。

- 造成或缓解皮肤损伤的活动、体位和姿势（观察、压力感应图和量表）
- 造成或缓解皮肤损伤的辅助、适应性、矫正性、保护性、支持性设备
- 皮肤特征
  - 水疱
  - 指甲生长
  - 皮肤颜色的连续性
  - 感觉
  - 皮炎
  - 温度
  - 毛发生长
  - 质地
  - 活动性
  - 皮肤饱满
  - 凹陷性水肿
- 烧伤的类型和定量
- 伤口特征
  - 出血
  - 形状
  - 挛缩
  - 分期、进展及病因
  - 大小
  - 深度
  - 部位
  - 搏动 / 血管检查

惠允引自 World Health Organization. International Statistical Classification of Diseases, ed. 10. http://apps.who.int/classifications/icd10/browse/2010/en with permission.

- 引流——浆液、血液、血性浆液、化脓
- 气味
- 窦道
- 伤口周围：围长、水肿
- 暴露的解剖结构
- 色素
- 皮下隐窝
- 疼痛
  - 肉芽组织或坏死出现
- 伤口瘢痕组织特征
  - 带状
  - 柔软度
  - 感觉
  - 质地
- 感染体征
  - 培养物
  - 视诊
  - 触诊

烧伤分级

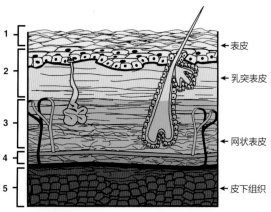

1. Ⅰ度
2. 浅Ⅱ度
3. 深Ⅱ度
4. Ⅲ度
5. Ⅳ度

分级	感觉	水疱	颜色	外观	愈合
Ⅰ度	疼痛或压痛延迟	通常无	红色	干燥、但可能有水肿	愈合无瘢痕
浅Ⅱ度	剧烈疼痛	完整的水疱	红色	起疱、水肿	结痂最小化或无结痂
深Ⅱ度	疼痛，但是没有Ⅰ度烧伤剧烈	破损	红白相间	中度水肿或水疱破损渗出	增生性瘢痕和瘢痕挛缩
Ⅲ度	痛觉及温度觉缺失	无	白色、棕色、黑色或红色	坚硬、皮革样化焦痂形成或粗糙、干燥	感染；需要植皮或皮肤只从烧伤边缘开始再生
Ⅳ度	感觉缺失	无	白色、棕色、黑色或红色	坏死组织覆盖	需要多次手术移除坏死组织；可能需要截肢

烧伤的类型		
类型	原因	伤口特征
热灼伤	皮肤暴露在火焰上	伤口边缘不规则 损伤的深度不同
	气体突然爆炸或点燃：闪光灼伤	暴露的体表均匀烧伤 通常导致Ⅱ度烧伤
	热物体（金属）：接触烧伤	伤口深且边界清晰 所有的皮肤组织和皮下结构都被破坏
烫伤	接触热的液体	表皮伤 热的液体和皮肤接触一段时间（浸润、吸附热液体的衣物接触皮肤）后，导致Ⅱ度烧伤或Ⅲ度烧伤
化学烧伤	酸或强碱	如果不及时冲洗，组织会暴露很长时间 导致Ⅱ度烧伤或Ⅲ度烧伤
电灼伤	电流	造成边界清晰的深层损伤，包括肌肉、肌腱、骨骼 神经血管结构受累 损伤导致严重的运动功能障碍和身体残疾

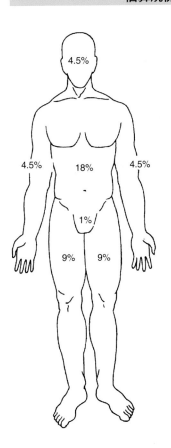

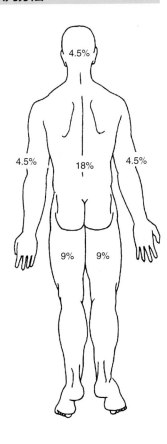

惠允引自 Rothstein JM, Roy SH, Wolf SL. The Rehabilitation Specialist's Handbook, ed. 3. Philadelphia: FA Davis, 2005.

烧伤继发性并发症

并发症	描述	症状和体征
感染	炎症反应期：死亡风险增加，水肿导致伤口风险增加、免疫力降低、对抗生素的抵抗力增加 烧伤：全身和局部应用抗生素 伤口：局部应用抗生素	发热、昏睡、白细胞水平升高 菌落总数 > 10^5，伤口感染；菌落总数 > 10^7，致死率增加
肺损害	发生于密闭空间内的烧伤，要怀疑是否有吸入性损伤（发生率 >33%）或面部烧伤；增加死亡风险 并发症：一氧化碳中毒、气管损伤、上呼吸道阻塞、肺水肿、肺炎 晚期并发症：限制性疾病、吸入性损伤、远期后遗症（晚期限制性疾病） 进行肺疝气扫描和肺功能检查	面部烧伤、鼻毛烧焦、严重咳嗽、声音嘶哑、异常的呼吸音、呼吸窘迫、痰里有碳；血氧不足 肺炎风险增加
新陈代谢	体重快速下降、负氮平衡、能量存储降低、葡萄糖代谢动力学改变：导致高血糖症 营养治疗、降低室温	核心温度升高，体重降低、在室温下汗液增加和热量流失；白蛋白、球蛋白、蛋白质升高；游离脂肪酸增加、甘油三酯升高
心脏功能 /血液循环	血浆和血管内流量显著降低；最初心排血量降低（可能最初 30 分钟内降低 30%）、血小板浓度和功能改变、红细胞功能紊乱	红细胞水平升高、心率增加 去适应作用

烧伤继发性并发症		
并发症	描述	症状和体征
肌肉骨骼	对骨或末梢循环的显著损害可能导致截肢；体重显著下降导致肌肉量丢失及肌纤维萎缩	肌原纤维节降低；关节活动度降低；肌肉萎缩、骨质疏松、异位骨化（疼痛，受伤后3~12周内关节活动度突然降低）挛缩
神经系统	在电灼伤中常见；包括脊髓、大脑及周围神经的损伤；常见周围神经病变；瘢痕组织形成可能导致神经受压	周围神经病变、感觉降低、水肿、力量降低
疼痛	疼痛限制自发性运动和锻炼；当伤口开放时：疼痛增加；当伤口闭合时：疼痛降低；润滑对于避免疼痛和皮肤破裂很重要	痒，对热、冷、触觉的灵敏度增加

第八章 皮肤和皮下组织疾病

烧伤伤口愈合		
部位	阶段	描述
真皮层	炎症	受伤初始时出现；3~5 天结束；白细胞降低；污染；红、肿、热、痛；ROM 降低
	增殖	表层：再上皮化；深层：成纤维细胞（细胞合成瘢痕组织）迁移和增殖；胶原蛋白无序沉积；在有牵拉（拉伸）的情况下，纤维沿着压力路径排列 肉芽组织形成：血管、巨噬细胞、成纤维细胞 出现伤口挛缩；植皮手术可能会降低挛缩
	成熟	瘢痕重建：2 年内成纤维细胞水平降低；血管炎发生率降低，胶原蛋白重塑、强度增加；增生性瘢痕：红、突起、坚硬；胶原蛋白产出率 > 胶原蛋白破坏率 瘢痕瘤：大而坚硬的瘢痕、超出伤口边界
表皮层		伤口表层：细胞迁移和覆盖伤口；皮脂腺破坏可能造成愈合时的干燥和发痒；需要外部润滑

溃疡的分类

病因	部位	特征
血管性溃疡：动脉	下肢远端：脚趾、足、胫骨	疼痛：如果没有神经病变掩盖疼痛则疼痛剧烈 坏疽：可能出现 症状：脉搏减少、营养改变、发绀
血管性溃疡：静脉功能不全 勾画伤口轮廓可评估伤口大小	下肢远端：内踝或外踝	疼痛：不剧烈 周围皮肤：有颜色、纤维化 坏疽：无 症状：水肿、淤滞性皮炎
营养不良性溃疡（褥疮或压疮）：通常由于感觉受损	骨性突起：感觉减弱部位；通常继发于制动	疼痛：无 周围皮肤：麻木 症状：感觉减退、跟腱反射降低
糖尿病足	肢体远端：脚趾周围，可深入至足	高侵袭性，可能导致严重并发症，截肢、感染的风险增加

区分动脉与静脉伤口的临床指征	
动脉	静脉
间歇性跛行	肢体局部疼痛：肢体抬高疼痛减轻、站立时疼痛加重
极度疼痛	深压或触诊时疼痛
足动脉搏动减弱或消失	足动脉搏动存在
肢体末端温度降低	伤口周围温度增加
伤口边界清晰	伤口边界不清晰、不规则
创面深	创面浅
发绀	伤口周围水肿 大量引流

压疮的分期和病因			
分期	描述	病因：外→内	病因：内→外
I	红（色素沉积处皮肤变色）、无破损、不发白；发热、水肿、硬结或硬化	皮肤压力使浅表血管变形：缺血及渗漏	施加在深层肌肉的压力使皮肤的血流量减少
II	部分皮肤丧失（表皮、真皮或者两者都有）、擦伤、水疱／浅表溃疡	持久的浅表压力导致更多的坏死	交通支静脉的压力过大，导致皮肤的血流量减少

	压疮的分期和病因		
分期	描述	病因：外→内	病因：内→外
Ⅲ	全层皮肤缺损，皮下组织损伤或坏死，可扩展至深层筋膜，出现深层溃疡龛，底部有或没有伤口皮下隐窝	持续的外部压力	施加在骨或肌肉的压力造成的深层血管变形会损害血流
Ⅳ	全层皮肤缺损，组织坏死、损害肌肉、暴露骨骼和周围组织；有伤口皮下隐窝	极高的压力且持久：影响深层血管	血管上的持续压力很强；肌肉坏死

	从创面评估看伤口特征		
特征	指征	诊断技术	注意/补充解释
颜色	寻找临床感染指征评估治疗方案的进展	照片和颜色编码：看黑色、黄色、红色部位；通过电脑软件分析颜色；若无电脑软件，则使用照片	维持标准方案同一摄影机相同光线距伤口同等距离摄影机相同闪光

从创面评估看伤口特征			
特征	指征	诊断技术	注意/补充解释
气味	细菌评估	电子鼻技术 临床：气味描述	电子鼻技术成本较高；临床未应用根据气味无法辨别涉及的特殊细菌
温度	与感染相关的温度升高 温度降低会减慢愈合：O_2 的释放减慢 腿部的慢性伤口 24～26℃	红外热成像法 水银玻璃温度计或使用热敏电阻的电子显示装置	成本较高，在临床中不能广泛应用 温度计：更容易理解和更广泛使用
pH	完整的皮肤 4.8～6.0、 组织液＝中性 pH 检测仪 愈合：化学物质的酸化促进愈合	平板玻璃电极	伤口 pH 测量用来预测植皮的存活概率、合成敷料下的伤口愈合等
部位和体积	明确愈合的进程	扫描图像的 3D 图示；伤口照片、伤口描绘的临床使用和深度测量	记录基线及每周间隔

压疮的危险因素

危险因素	预防措施	
卧床 / 久坐	检查皮肤 1 次 / 天；每天洗澡，预防皮肤干燥 避免使用环形垫子；参加康复活动 通过抬举和在皮肤上涂抹玉米淀粉减少对皮肤的摩擦（不要拉拽）	
	卧床	**久坐**
	每 2 小时变换体位	每 1 小时变换体位
	使用海绵橡胶、气体、胶体或水床垫	使用海绵橡胶、胶体或气体的垫子
活动受限	每小时重新摆放体位；如果在椅子上不能转移体重的话，每 15 分钟改变体位 使用枕头或楔形垫来避免膝和踝接触（床面） 把枕头放在小腿下面防止足跟与床面接触	
大小便失禁	有污渍时及时清洁皮肤 / 评估和治疗尿漏 如果持续潮湿：使用表面速干的吸收垫 保护皮肤，涂抹护肤霜 / 药膏	
营养不良	平衡饮食，考虑使用营养补充品	
心理认知 　功能下降	选择合适的预防措施 如果只能卧床或久坐，按照上述变换体位	

辨别皮肤癌		
皮肤癌	病因	危险信号
恶性黑色素瘤：最致命的癌症之一 	过度暴露在阳光下 遗传 不典型痣	痣表面发生改变： ● 鳞化、渗出、出血 ● 色素从边界扩散→围绕皮肤成形 ● 感觉改变（痒、压痛、痛）
基底细胞癌 	白种人中最常见的癌症 危险因素：头发、眼睛、肤色均浅色；不容易晒黑	头部、颈部或手上的肉肿或结节：很少转移，但可以延伸到皮肤下
鳞状细胞癌	白种人中发现的第二常见皮肤癌 可发展成大块：可转移	表现为结节或红色、鳞屑状的斑点；常见于耳郭、面部、唇和口腔

其他皮肤病

牛皮癣、银屑病

病因：遗传、非接触传染；由于诱因而出现：情绪压力、皮肤损坏、药物反应、感染。

警告信号：全身疲乏、压痛、肿胀、腱痛，晨起僵硬，发红和皮疹，手指或脚趾肿胀。

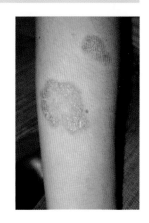

经由 Dr. Benjamin Barankin 提供。

蜂窝组织炎

病因：剧烈肿胀伴随迅速扩散的感染，由于化脓性链球菌、金黄色葡萄球菌或儿童的流感嗜血杆菌引起。

警告信号：红、压痛或疼痛、水肿、发热、白细胞增加、免疫力低时有危险。

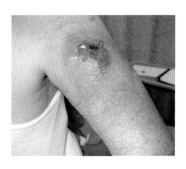

惠允引自 Derm Notes: B Barankin and A Freiman FA Davis; Philadelphia; 2006 p. 74.

带状疱疹

病因：水痘 - 带状疱疹病毒，通常处于休眠状态，由于免疫抑制或压力而重新激活。

警告信号：疼痛 / 压痛沿皮区 (单侧) 走行，2～4 周内出现皮疹、丘疹及结痂。

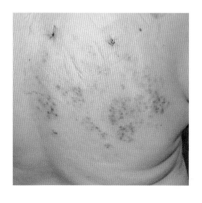

惠允引自 Derm Notes: B Barankin and A Freiman FA Davis; Philadelphia; 2006 p. 100.

耐甲氧西林金黄色葡萄球菌

病因：滥用或过度使用抗生素造成耐药性感染，不洗手造成感染的快速传播。

警告信号：发热、发冷、出汗、不适、意识模糊。

伤口治疗的其他危险因素

- 循环：循环不良会增加伤口感染的风险
- 化疗：整体细胞破坏
- 类固醇激素治疗：炎性反应降低
- 全身性感染出现
- 糖尿病：循环和感觉降低
- 重复损伤：摩擦伤增加
- 年龄增加：上皮细胞更新和弹性降低
- 白蛋白和（或）前白蛋白降低：营养不良

烧伤治疗常用的局部药物		
药物	描述	使用方法
Polysporin 软膏（杆菌肽）	清洁的软膏；用于革兰阳性杆菌感染	少量直接涂于伤口处：保持暴露
Accuzyme 软膏（胶原酶）	酶清创（选择性地清除坏死组织）；无抗菌作用	涂抹于焦痂上，用有或无抗菌剂的湿敷料覆盖
呋喃西林	适用于轻度烧伤（Ⅰ度）的抗菌剂；细菌生长减慢	直接涂于伤口或纱布敷料
庆大霉素	适用于革兰阴性杆菌、葡萄球菌或链球菌的抗生素	涂抹时使用无菌手套；用纱布覆盖
磺胺嘧啶银盐	最常用的抗菌剂；特别作用于假单胞菌	用无菌手套涂抹白色药膏 2~4mm 厚涂抹在伤口上或网状纱布上；可保持暴露
磺胺米隆（醋酸磺胺米隆）	局部抗菌剂；适用于革兰阴性或阳性杆菌；渗透穿过焦痂	直接涂抹白色药膏至伤口上（1~2mm 厚），2 次 / 天；保持暴露或用薄层纱布盖住
硝酸银	防腐剂和清洁剂，只能渗透进 1~2mm 的焦痂；适用于表面细菌；黑色污点	每 2 小时涂抹于敷料上或浸泡使用；也可用小棒涂抹
瘢痕治疗药物： 1. 疤痕敌 2. 美德去疤膏	1. 平复和软化瘢痕的硅胶 2. 外用凝胶减少瘢痕的可见度	1. 一贴持续 28 天 2. 按摩 3~4 次 / 天，坚持 3~6 月

烧伤伤口、植皮区和供皮区的常用敷料			
敷料	种类	举例	适应证
非生物	矿脂	塞罗仿（xeroform）、Xeroflo、Adaptic、阿夸弗尔纱布	Ⅱ度烧伤、植皮区、供皮区
	银	纳米晶体银敷料、纳米晶体银敷料-7、爱康肤银离子、慷舒灵	Ⅱ度烧伤、植皮区、供皮区
	聚氨酯	安舒妥、Tegaderm 透气胶膜	Ⅱ度烧伤、供皮区
	泡沫	溶解泡沫敷料	Ⅱ度烧伤
	硅树脂	美皮贴（Mepitel）	Ⅱ度烧伤、植皮区、供皮区
	负压疗法	伤口负压辅助愈合治疗系统	植皮区
生物合成和生物	燕麦	葡聚糖Ⅱ	Ⅱ度烧伤、植皮区、供皮区
	胶原蛋白和纤维原细胞	Transcyte, Apligraf 人工皮肤	Ⅱ度烧伤
	胶原蛋白、纤维原细胞和角化细胞	奥塞尔	Ⅱ度烧伤
	同种异体移植物	新鲜或冷冻保存	Ⅱ度烧伤
	异体移植物	猪皮肤，猪肠黏膜下层	Ⅱ度烧伤

惠允引自 Pham TN, Gibran NS. Thermal and Electrical Injuries, Surg Clin N Am 2007;87(1):185–206 and from Paz, West, Jaime C., Michele C. Acute Care Handbook for Physical Therapists, ed 3. W.B. Philadelphia: Saunders Company, 2009. 7.5.1.

伤口敷料及应用 *		
敷料	品牌名称	临床应用
薄膜（聚氨酯薄膜）	安舒妥 Tegaderm 透气胶膜 Polyskin Bioclusive	Ⅰ、Ⅱ期引流少，无感染 不吸水，气体可渗透，禁止用于脆弱皮肤，与湿敷料一起使用效果好，可用于关节
水状胶质	康惠尔创口敷料 康惠尔透明敷料 Granuflex Bordered 多爱肤超薄敷料	Ⅰ、Ⅱ、Ⅲ期，少到中等量的引流，且无感染 强黏着力，在干伤口上无效 很难看清周围正常皮肤 中等吸水性 不适用于Ⅳ期
藻朊酸盐 / CMC 纤维敷料	SeaSorb 软性敷料 康复宝 海藻酸盐纤维伤口敷料	Ⅱ、Ⅲ、Ⅳ期，中等到多量伤口引流 吸收渗出物，保持伤口湿润，半渗透性，需要 2 层敷料且移除时需小心

伤口敷料及应用 *		
敷料	品牌名称	临床应用
水凝胶	Purilon 凝胶 清得佳凝胶 Duoderm Hydroactive 凝胶 Solosite Vigilon	Ⅱ、Ⅲ、Ⅳ期和不可分期时，少量引流，无感染 通过水合作用协助清创；无黏着性；难以固定 减少疼痛，自然闭合；需要辅助敷料，半渗透
泡沫敷料	Blatain 非黏附性 Blatain 黏附性 愈妥（Allevyn）非黏附性 愈妥（Allevyn）黏附性 美皮康（Mepilex） Mepiliex border	Ⅲ、Ⅳ期，大量引流且无感染 无黏着性，吸收大量渗出物；半渗透
可吸收敷料 （肉芽组织渗出物吸收剂）	Bard Absorption 敷料 Hydragan Debrisan	Ⅲ、Ⅳ期有伤口引流，无感染 良好的深层伤口填充剂，保持湿润，可用于自溶性去死皮 难以固定，需要 2 层敷料，半渗透

注：* 伤口敷料不断地改良，可能会出现一些新的敷料。

伤口清创术			
清创术类型			益处 / 预防
可选择			
锋利的器具	手术刀、剪刀、镊子、水刀或激光	有利于移除大的、厚的、粗糙的焦痂	增加伤口愈合程度 有疼痛 可造成大量出血
自溶清创	使用保湿的局部敷料：薄膜、水状胶质、水凝胶、藻酸钙	花费时间，但是是自然且无痛的	禁用于免疫抑制的患者
酶解清创	酶的局部应用分解胶原蛋白、纤维蛋白和弹性蛋白：蛋白酶、纤维蛋白酶、胶原酶	用于 II 、 IV 期，但是清洁伤口时停止使用	清洁剂中的金属比如氧化锌、银会干扰酶的作用及使酶失活
不可选择			
机械清创	干的纱布绷带、涡流、脉冲式灌洗、冲洗法	干的敷料变湿后，可把嵌入坏死组织清除 脉冲式灌洗适用于大小便失禁的患者	不可用于干净的、肉芽形成中的伤口 注意涡流的水温、在水中的时间、肢体的位置，以防增加肿胀

在烧伤治疗中使用的移植皮肤和皮瓣	
移植皮肤 / 皮瓣	描述
推进皮瓣	局部皮瓣；移动伤口旁边的皮肤以覆盖从原始部位脱落的缺损
同种异体移植物（同种移植物、尸体）	从捐赠者身上取下，但是与接受者在基因上不完全相同
自身移植物	从接受者的身体上取
延期植皮	部分提高或替换：移至他处
游离皮瓣	移至有血管重建的远端皮肤组织处
全厚皮片	包含所有皮肤表层但是不包含皮下脂肪
异体移植物	来自其他物种
同类皮瓣	来自基因与接受者相同的捐赠者
局部皮瓣	皮肤重新定位至邻近部位，皮瓣部分仍与自身血液供应相连
网状植皮	捐赠者的皮肤被切成网状：扩大来覆盖更大的部位
肌皮瓣	附带肌肉、皮下脂肪、皮肤和开放血供的皮瓣
带蒂皮瓣	有一端附着的皮瓣：允许血供重新连接到新的一端
旋转皮瓣 / Z 成形术	局部皮瓣：三边切开 旋转：覆盖旁边的部位
片状植皮	供者的皮肤直接应用至接受者受损部位
中厚皮片	仅用于表面皮层植皮

各个愈合阶段的物理治疗干预		
炎症反应期	增殖和转移期	重塑和成熟期
0~5 天	5~21 天 /21~42 天	6~24 周 /6~12 个月
保护期	控制下的运动期	恢复功能期
控制炎症的影响（疼痛、水肿、痉挛） 选择性休息 / 制动 促进早期愈合和预防休息的负面作用 被动活动、按摩、肌肉静力收缩（等长收缩） 主动辅助关节活动，抗阻运动，其他部位的改良有氧运动 适当的休息和运动 禁忌——炎症组织的牵拉和抗阻运动	促进愈合和监控愈合组织的反应 无损的主动、抗阻、开链 / 闭链稳定性训练 被动关节活动 - 主动辅助关节活动 - 主动关节活动 多角度肌肉等长收缩训练 如果 ROM 改善，渐进到等张训练 重新开始低强度功能活动 炎症应该减轻；如果患者疼痛持续 2 小时以上，说明运动量太大 运动量太大——静息痛、疲劳、无力感增强、痉挛	增加力量和瘢痕排列整齐 渐进的牵拉、力量训练、耐力训练、功能训练及专项训练 增加软组织活动度 牵拉：关节松动术，交叉纤维按摩，神经肌肉抑制，被动牵拉，按摩 渐进训练：抗阻；简单 - 复杂，增加时间 渐进有氧训练 渐进功能训练 + 减少保护性支撑 应该没有炎症的指征 患者要恢复高需求的活动，增加训练强度；超等长训练，灵敏性训练，技术

惠允引自 Hayes, D. From course materials for Medical Physiology, North Georgia College and State University.

常见畸形的体位摆放

常见关节	畸形	牵拉动作	体位摆放的方法
颈：前部	屈曲	过度伸展	颈部伸展位，或者使用硬的颈部矫形器
肩、腋窝	内收、内旋	外展、屈曲、外旋	将肩置于前屈和外展位
肘	屈曲、前臂旋前	伸直、旋后	用夹板将肘固定在伸直位
手	爪形手（手内肌瘫痪）	腕背伸、掌指关节屈曲、近端和远端指间关节伸展，拇指在手掌平面上外展	将手指单独包扎，抬高防止水肿；手内肌瘫痪，伸腕，掌指关节屈曲，近端和远端指间关节伸展，拇指在手掌平面外展，虎口张开
髋、腹股沟	屈曲、内收	所有动作，特别是伸髋及髋外展	髋关节中立位，伸展伴轻微外展
膝	屈曲	伸直	后侧膝伸展夹板
踝	跖屈	所有动作	塑料踝足支具，踝关节摆放于 0° 背屈位

常见畸形的体位摆放

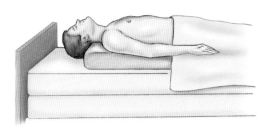

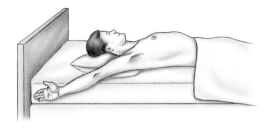

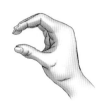

烧伤 / 伤口的电疗	
物理因子治疗	适应证
红外线	真菌感染、银屑病病变
水疗	清洁和促进伤口愈合
电刺激	促进伤口愈合

伤口愈合的辅助治疗		
干预	描述	禁忌证
常温	通过插入敷料中的红外线加热元件传递温热、潮湿；每天 3 次，每次 1 小时	不可用于Ⅲ度烧伤
紫外线疗法	紫外线灯 + 商用产品：derma wand 或 Handisol 射频仪；根据所需的治疗效果使用紫外线	肺结核、全身性疾病（肾病、肝病、心脏疾病或狼疮）、损伤处癌症、发热、急性牛皮癣、单纯性疱疹、湿疹
负压疗法	在伤口内部使用可控制的低于大气压的压力（5~125mmHg < 环境压力）；开孔泡沫聚氨酯敷料，通过泵持续施加真空负压	无

伤口愈合的辅助治疗		
干预	描述	禁忌证
高压氧疗法	患者在大于正常大气压 2~3 倍的环境中吸收纯氧 适应证：气性坏疽、伤口、坏死软组织感染、骨髓炎、热灼伤、挤压伤	癫痫发作、恶性肿瘤若使用不当，会产生毒性作用，氧气毒性的症状和体征：干咳、恶心、呕吐、肺纤维化、视觉改变、癫痫发作
血小板衍生生长因子	局部应用生物工程改造的生长因子来促进愈合；尤其适用于糖尿病足	除了糖尿病足，几乎没有证据表明对伤口的作用
干细胞疗法	多能干细胞分化成纤维原细胞、内皮细胞和角化细胞	在骨髓细胞中被发现：使用干细胞存在争议

瘢痕管理技术

■ 深层的烧伤和植皮烧伤都伴随着瘢痕
■ 增生性瘢痕可以通过使用压力衣、硅凝胶贴、ROM 及按摩来减轻

惠允引自 Guccione, 2012.

瘢痕管理		
方法	描述	益处 / 局限
瘢痕按摩	每天进行数次 使用温和的润肤膏，可以缓解干燥；以慢而有力的手法按摩	益处：大多数人可以进行按摩 局限：面积大的瘢痕
超声波 / 微波加热	软化瘢痕和松解僵硬关节 降低瘢痕张力，减少胶原含量	50% 的患者可见效
压力衣	提高对大面积瘢痕的控制 每天穿 23 小时，伤后穿 12～18 个月	若不合适或对于成长中的孩子来说，必须修整或更换
局部硅胶	作为敷贴使用 对于小部位的瘢痕有效 一天贴 24 小时	可能会起皮疹。需要缩短贴敷贴的时间 不需要较大的压力
类固醇注射	适用于瘢痕的局部症状区域、美容区域或发炎时	要控制剂量以防出现全身毒性作用 疼痛
手术切除或切开和自体移植或 Z 成形术	用于瘢痕管理工具无法解决的烧伤畸形	伤后 1 年几乎不需要外科手术 由于影响呼吸道，所以特别优先考虑口腔或颈部附近的挛缩
激光手术	激光束造成组织热反应 染料镭射能够减少瘙痒，增加柔韧性，减少红斑	二氧化碳和氩激光无效
冷冻疗法	造成微循环紊乱，进而导致组织破坏	对瘢痕瘤无效

皮肤病的实践模式		
编号	实践模式	包括以下类型的患者
7A	皮损的一级预防/降低风险	截肢、充血性心力衰竭、糖尿病、营养不良、神经肌肉功能障碍、肥胖、周围神经参与、之前的瘢痕、脊髓损伤、外科手术、血管疾病
7B	与皮肤浅表受累相关的表皮完整性受损	截肢、烧伤（浅表和Ⅰ度烧伤）、蜂窝织炎、挫伤、皮肤病、皮炎、营养不良、神经病变性溃疡（0级）、压疮（2级）、血管疾病（动脉、糖尿病、静脉）
7C	与部分厚度的皮肤受累和瘢痕形成相关的表皮完整性受损	截肢、烧伤、皮肤病、大疱性表皮分解、血肿、未成熟的瘢痕、营养不良、肿瘤、神经病变性溃疡、压疮、之前的瘢痕、脊柱损伤以后、外科手术伤口、中毒性表皮坏死松解症、外伤、血管性溃疡
7D	与全层皮肤受累和瘢痕形成相关的表皮完整性受损	截肢、烧伤、冻伤、血肿、瘢痕（未成熟瘢痕、增生瘢痕、瘢痕瘤）、淋巴性溃疡、营养不良、肿瘤、神经病变性溃疡、压疮、外科手术伤口、中毒性表皮坏死松解症、血管性溃疡
7E	与皮肤受累相关的表皮完整性受损，延伸至筋膜、肌肉或骨骼和瘢痕形成	脓肿、烧伤、慢性外科手术伤口、电灼伤、冻伤、血肿、Kaposi肉瘤、淋巴性溃疡、坏死性筋膜炎、肿瘤、神经病变性溃疡（3、4、5级）、压疮（4级）、近期截肢、大量动脉性溃疡、外科手术伤口、血管性溃疡

惠允引自 APTA: Guide to Physical Therapist Practice ed. 2. Physical Therapy 2001; 81:9–744.

第九章 居家康复

日常评估		
评估（日常检查）	有 / 无	变化记录
是否有新症状		
是否有症状加重？如果有则描述相关症状		
是否有用药改变		
生命体征：与上次检查是否有明显差异		
实验室指标：是否有新的变化		
是否有体重变化？检查患者的病历日志（特别是心力衰竭或慢性阻塞性肺疾病的患者）		
是否有皮肤改变		
是否有活动变化		
是否有睡眠模式、睡眠总时间的改变		
最近是否进行过治疗？治疗以后有何变化		
是否有设备需求的变化		
是否有照顾者需求的变化		
从事一些活动时是否有障碍		
是否有饮食需求 / 推荐		

家中经常用到的测量	
结局的测量	测量目的
Borg 劳累度评估量表	活动时劳累程度（6~20级或0~10级）
椅子坐站测试	功能性下肢力量评估
跌倒风险评估（参见神经部分）	确定跌倒的风险
步行速度测试（参见心肺功能部分）	将步行速度和跌倒风险、再入院的风险等功能指标进行对比
改良 Romberg 测试（参见神经部分）	平衡功能筛查
简易体能状况量表	通过平衡功能、下肢功能强度和步行速度的评估来进行功能评定
计时步行测试（3分钟、6分钟、12分钟）	步行过程中的功能表现：最初在慢性肺疾病患者中检测
计时站立测试	骨性关节炎患者的下肢力量
计时起立行走试验	体弱老年人的行动能力：记录患者从椅子站起，行走3分钟，回到座位的时间
呼吸困难视觉模拟量表	呼吸困难的感觉；通常伴随活动

家中的辅助性 / 适应性设备评估		
已明确的功能障碍	需要考虑的设备	设备评估
不能长距离走动	轮椅	测量身高、体重和臀部宽度来决定轮椅尺寸 评估是否需要可移除的手臂、腿部和靠背支持 评估在轮椅中的舒适度（参见评估部分中轮椅的测量）
	带轮子的助行器、常规助行器、拐杖 电动代步车	测量患者的身高及肘屈 30° 时扶手高度 代步车：测量身高、腿长、髋关节到膝关节的长度、手臂到车把的距离
起床到站立时困难，睡觉时需要多个枕头	把床垫高的木块、床栏、吊架、床边的立杆或者把手 电动床抬高头或脚，或从地面上升高或降低	评估从高处站起的能力 - 可能只需要升高床 评估抓握床边辅助工具的能力
从较低的椅子上站起有困难	更高的椅子或者电动升降椅 从坐位到站立位的辅助栏杆	测量能够自行站起的高度和站起有困难的高度 评估患者站起所需的辅助程度
如厕后站起有困难	升高的马桶座椅 马桶周围安装协助站起的扶手	测量能够站起的高度和站起有困难的高度 评估站起所需的辅助程度

家中的辅助性 / 适应性设备评估		
已明确的功能障碍	需要考虑的设备	设备评估
臀部皮肤破损	专门的缓冲垫 包括 ROHO 坐垫和 胶体坐垫	评估患者坐在椅子上的时间长 短来决定所选的特殊坐垫和 起保护作用的服装
其他部位皮肤破损	软垫和枕头	评估皮肤愈合情况
长时间站立洗澡有 困难；无法进入 浴缸	淋浴板凳 淋浴轮椅	不管是浴缸还是淋浴，都要评 估浴室情况和所需的扶手

干预

- 渐进性有氧活动
- 功能性力量训练
- 座椅、床、浴室和车的转移训练
- 呼吸训练
- 牵伸、柔韧性活动
- 讨论饮食需要，同时给予建议
- 宣教
  - 皮肤检查
  - 体重
  - 症状监测
  - 体温、呼吸、睡眠、咳嗽及痰的变化
  - 如何省力
  - 使用合适的或者辅助性的设备
  - 哪些症状提示有些练习和活动不能承受
  - 预防损伤

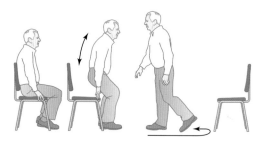

功能性力量训练／有氧运动相结合的例子

患者从椅子处站起，短距离行走，然后折返再坐到椅子上。多次执行上述活动。当患者觉得两把椅子之间的距离行走比较容易时，可以增加椅子之间的距离。

心力衰竭居家康复计划

患有心力衰竭的患者需要有明确的日常评估。

评估	指标
体重	每天增加 0.91～1.36 kg：肺部听诊、联系医生、专科护士或护士
对于所有活动强度的自我感觉	对于所有活动强度的自我感觉增加：肺部听诊，联系医生、专科护士或护士
休息时和（或）活动增加时的症状	症状加重：肺部听诊，联系医生、专科护士或护士
睡觉姿势	睡眠需要用的枕头数目增多或卧椅增高：肺部听诊，联系医生、专科护士或护士
外周水肿：手、足、腹部、颈静脉曲张	水肿增加：联系医生、专科护士或护士
步行速度	当步行速度降低超过 0.1 m/s 时，提示肺功能有明显改变：联系医生或护士
运动耐力	当运动耐力降低时，进行肺部听诊，检查服用的药物，联系医生或护士

慢性阻塞性肺疾病居家康复计划	
评估	指标
痰的颜色或者量的改变	痰变成黄色或绿色：肺部听诊，测体温，联系医生、专科护士或护士
休息或活动时出现气促或者呼吸困难	呼吸困难量表记录休息或者活动时的不同情况，联系医生、专科护士或护士
睡眠姿势	睡眠需要用的枕头数目增多或者卧椅增高：肺部听诊，联系医生、专科护士或护士
与之前的检查不同，休息或活动时血氧饱和度下降	和之前相比，休息或活动时的血氧饱和度下降，联系医生、专科护士或护士
运动耐量	随着症状的加重而降低：确定与上次检查结果的不同，尽可能联系医生、专科护士或护士

糖尿病居家康复计划	
评估	指标
血糖（空腹或餐后）	休息或活动时 < 100 mg/dl 休息或活动时 > 250 mg/dl 大于正常值
休息时和（或）活动时的症状；尤其是气促或疲劳 其他需要监测的症状 ● 胸部紧束感 ● 手臂或下颌不适 ● 头晕 ● 消化不良 ● 肩胛后部不适	当患者夜间因症状而醒时，或者活动时症状加重，或者休息时没有缓解，联系医生、专科护士或护士
运动耐量	与之前相比有所降低时，重新评估
皮肤	任何开放性伤口，联系医生、专科护士或护士
用药改变	患者出现症状加重和症状影响功能时，联系医生、专科护士或护士

第十章　女性健康

常用于女性健康的 ICD-10 编码

N00–N99 **泌尿生殖系统疾病**
N00–N08　肾小球疾病
N10–N16　肾小管 - 间质疾病
N17–N19　肾衰竭
N20–N23　尿石症
N25–N29　其他肾和输尿管疾病
N30–N39　其他泌尿系统疾病
N60–N64　乳腺疾病
N70–N77　女性盆腔器官炎性疾病
N80–N98　女性生殖道非炎性疾病
N99　　　泌尿生殖道的其他病

O00–O99 **妊娠、分娩和产褥期**
O00–O08　伴有流产后果的妊娠
O10–O16　在妊娠、分娩和产褥期发生的浮肿、蛋白尿和高血压异常
O20–O29　主要与妊娠相关的其他母体异常
O30–O48　主要与胎儿、羊膜腔和可能的分娩问题相关的母体护理
O60–O75　生产及分娩并发症
O80–O84　分娩
O85–O92　主要与产褥期相关的并发症
O94–O99　其他产科疾病

快速筛查女性健康功能障碍

请参阅整个后续部分。以下内容应用于所有女性。

- 乳腺健康筛查
- 心脏疾病危险因素
- 骨质疏松症的危险因素
- 盆底功能障碍的危险因素
- 妊娠异常状态的危险因素
- 妊娠期高危因素

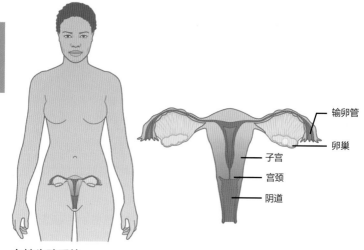

输卵管

卵巢

子宫

宫颈

阴道

女性生殖系统

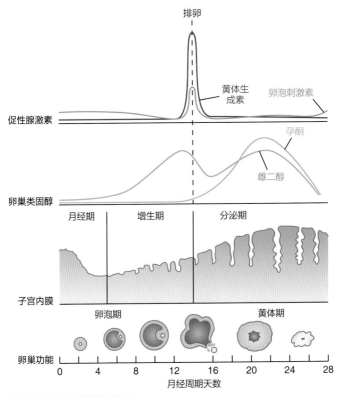

正常月经周期中的激素水平

胎儿生长过程和母亲妊娠期间的变化

妊娠周期	胎儿	母亲
第一阶段 0~12 周	受精 7~10 天后，受精卵植入 胎儿 6~7 cm，56.7 g 胎儿有心跳，能踢腿，转动头部，吞咽	疲劳度增加 排尿频率增加 可能出现恶心和呕吐 乳房变大 体重增加 ≤ 1.36 kg 情绪化明显
第二阶段 13~26 周	胎儿 19~23 cm；重 0.45~0.91 kg 胎儿有眉毛、睫毛、指甲	可见腹部生长（胎儿的生长） 20 周左右可以感觉到胎儿的运动
第三阶段 27~40 周	出生时，婴儿身长 33~39 cm（译者注：原书数据，中国新生儿出生时的平均身长为 50 cm）；重 2.27~4.54 kg	子宫变大 宫缩经常发生，但只是偶尔感觉到 频繁排尿，出现背部疼痛，腿部水肿，疲乏感，子宫圆韧带疼痛，气促，便秘
分娩	第一产程：宫口开大，宫颈管消失 第二产程：胎儿位置改变，娩出胎儿 第三产程：胎盘娩出，子宫收缩，分娩后 3~6 周子宫逐渐缩小	

妊娠的解剖 / 生理变化		
系统 / 身体	变化	风险
体重	体重增长 11.34 ~ 12.25 kg	体重可能超重 肥胖风险增加
子宫和结缔 组织	子宫大小增长为原来的 5 ~ 6 倍，体积和重量为原来的 20 倍 输尿管由于子宫变大，垂直进 入膀胱	尿路感染的风险增加 韧带松弛的风险增加，因此 受伤风险增加
肺部	由于激素刺激，上呼吸道分泌 物过多 胸廓前后径和横径增加 横膈膜提高 呼吸的深度增加（潮气量和分 钟通气量增加） 耗氧量增加（15% ~ 20%） 20 周左右运动时出现呼吸困难	随着呼吸频率加快，呼吸做 功增加 妊娠后期：平躺时出现呼吸 急促
心血管，包 括血容量 和血压	血容量增加 35% ~ 50% 分娩后 6 ~ 8 周恢复正常（血浆 容量） 下肢的静脉压升高 下腔静脉压升高 血压下降 心率波动幅度增加 心率加快（10 ~ 20 次 / 分） 心排血量增加 30% ~ 60%	静脉扩张的风险增加；静脉 曲张及深静脉血栓 仰卧位时心排血量减少的风 险增加：症状性仰卧位低 血压综合征 心室肥厚的风险增加

系统 / 身体	变化	风险
妊娠的解剖 / 生理变化		
肌肉	腹部：肌肉被拉伸，产生强收缩的能力下降 盆底：下降 4cm 关节过度活动 对结缔组织及韧带的牵拉增加 韧带张力下降	受伤风险增加
体温调节系统	基础代谢率升高 产热增加	热量摄取量需要增加 300 千卡 / 天（1 千卡 =4.18KJ）
姿势 / 平衡	重心前移 颈椎、腰椎前屈增加 肩胛带和上背部更圆，上肢内旋 下肢的支撑面增加	颈背部疼痛风险增加 胸肌紧张、肩胛带无力的风险增加 在精细平衡和快速变向的活动中出现问题的风险增加

高危妊娠需要专科治疗

- 胎膜早破
- 早产（<37 周）
- 宫颈闭锁不全
- 前置胎盘（胎盘附着于子宫下部）
- 妊娠高血压、先兆子痫
- 多胎妊娠
- 糖尿病

妊娠导致的病理改变

病理	问题	检查	干预措施
腹直肌分离（也可能由妊娠分娩导致）	腰痛 无法从仰卧位到坐位 对胎儿的保护作用减少 腹部内脏形成疝的潜在风险	定期检查，特别是在分娩3天后 双脚屈膝位检查 患者将头与肩抬离地面，用手去够膝关节，直至肩胛骨离开地面 患者将手指水平置于脐中线上，检查腹直肌有无分离，看手指有无下沉；分别在脐上、脐及脐下测试 记录两侧腹直肌之间放置手指的数量	在抬头时，双臂在脐下或脐位交叉，把腹直肌往中线拨动 目标是腹直肌分离小于2cm 一旦分离程度下降，加强腹斜肌和腹部的活动

妊娠导致的病理改变			
病理	问题	检查	干预措施
姿势性背痛	随着时间推移，肌肉疲劳时腰痛加重	记录疼痛史 评估所有动作	稳定性或运动治疗和适当的身体力学调整 给出姿势建议 可以进行作用于表面的物理因子治疗
骶髂关节、骨盆带疼痛	骨盆后方疼痛 L5/S1 远端及外侧刺痛，臀部深部疼痛 当长时间坐、站、行走、爬楼梯、卧床、单侧站立时出现疼痛 活动时加重	评估病史和症状 进行疼痛区触诊	活动调整 训练调整（不要进行过度的髋关节外展和过伸活动） 稳定性训练 应用腰围或者束腹带于外部稳定

	妊娠导致的病理改变		
病理	问题	检查	干预措施
静脉曲张	单腿站立时下肢出现沉重感或疼痛 出现深静脉血栓的风险	检查症状，下肢水肿应进行多普勒或超声检查，可能是深静脉血栓形成	减少下垂位的姿势或长期站立 弹力袜对扩张静脉提供渐进的外部压力
关节松弛	直到分娩后几个月，所有关节受伤的风险大大增加	评估症状和韧带完整性	指导患者进行安全训练以减轻关节负荷 无负重或低冲击运动
神经卡压综合征	胸廓出口综合征 腕管综合征 下肢综合征	评估症状、病史、体液潴留、姿势、激素的变化及循环衰竭	姿势矫正技术 工效学评估 用于腕管综合征的夹板

惠允引自 Kisner C, Colby LA. Therapeutic Exercise, ed. 5. Philadelphia: FA Davis, 2007.

第十章 女性健康

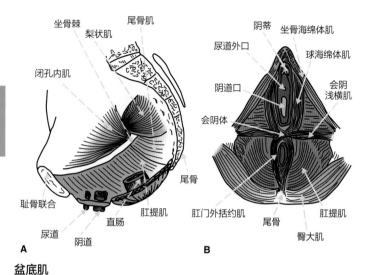

盆底肌

惠允引自 Kisner C, Colby LA. Therapeutic Exercise, ed. 5. Philadelphia: FA Davis, 2007.

导致盆底功能障碍的危险因素

- 分娩，尤其是经阴道分娩
- 多次分娩
- 第二产程过久
- 使用产钳
- 使用催产素
- 会阴撕裂
- 胎儿出生体重 >3.63 kg
- 慢性便秘
- 吸烟
- 慢性咳嗽
- 肥胖
- 子宫切除
- 咖啡因摄入量高 *

注：* 急迫性尿失禁的风险因素。

分娩对盆底的影响	
分娩期间引起的损伤	分娩损伤的结果
神经损害	生产过程中，当胎儿的头从阴道娩出时，阴部神经会受到牵拉和挤压（尤其是用力的时候）
肌肉损伤	分娩时拉伸和撕裂导致盆底肌无力和功能障碍
分娩过程中造成的撕裂：侧切	没有证据支持分娩中侧切的使用 *。结果显示侧切的后果更严重，包括性交疼痛，肛门括约肌或者直肠的进一步撕裂会导致大小便失禁。侧切可减少胎儿窘迫现象

注：*Hartman, 2005.

其他盆底病变	
病理症状	描述
高张力障碍	盆底肌紧张 / 痉挛造成疼痛 / 泌尿生殖器官或者结肠直肠的功能障碍
膀胱突出症	膀胱疝入阴道
直肠前突	直肠疝入阴道后壁，造成肠袋
子宫脱垂	子宫膨出至阴道
膀胱尿道膨出	膀胱尿道脱垂入阴道
阴道穹脱垂	阴道顶点脱垂（有时在子宫切除术后）

尿失禁的评估

类型	定义	原因
压力性尿失禁（75%发生于女性）	当膀胱压力增高时，如打喷嚏、大笑、锻炼咳嗽或举起重物时	盆底肌无力 韧带或筋膜松弛 尿道括约肌无力 风险因素：妊娠、阴道分娩（尤其是产程较长的）、举重物、肥胖、绝经期缺乏替代激素、慢性便秘
急迫性尿失禁	当有强烈的尿意时就会排出尿液（急迫性）	膀胱不自主收缩 括约肌不自主松弛 酗酒、膀胱炎、神经损伤、药物作用、间质性膀胱炎
混合型尿失禁（结合压力性尿失禁和急迫性尿失禁）	压力与强烈的尿意相结合	肌肉无力加上膀胱不自主的收缩或者非随意性的括约肌松弛
充溢性尿失禁	膀胱过度膨胀	可收缩的膀胱肌 由于药物、粪便嵌塞、肥胖、低节段的脊髓损伤或膀胱肌肉运动神经损伤，导致膀胱肌肉张力减退、不够活跃（如多发性硬化）：造成尿潴留和感染 男性：主要是来源于前列腺增生或肿瘤造成的阻塞 女性：严重的生殖器脱垂或手术过度矫正尿道附着引起梗阻
大小便失禁	压力或者是强烈的尿意导致的	脊髓损伤或神经根受损的指征

围绝经期和绝经期常见的症状

- 潮热、面部潮红、出汗
- 阴道干燥、灼热、瘙痒
- 身体的变化，尤指体重增加
- 情绪波动、易怒、抑郁
- 疲劳、头痛、睡眠障碍
- 尿失禁、盆底肌张力丧失
- 性冲动减弱
- 出血和月经的变化
- 心动过速、心悸
- 难以集中注意力、记忆问题

更年期的影响	
系统	**影响**
肌肉骨骼系统	骨质疏松增加、肌损伤增加、柯莱斯骨折的发生率增加，腕管综合征、拇指腕掌关节骨关节炎，肩袖功能受限、肩关节周围炎
结缔组织	胶原蛋白及弹性丧失
肌肉量	肌肉量水平随着雌激素减少而减少
泌尿生殖系统	阴道干燥、性功能障碍及性交痛

女性癌症

癌症	转移部位	描述	风险因素	症状和体征
乳腺癌	转移至淋巴结、骨、肺部、大脑及肝脏	最常见的癌症类型： 1. 乳腺导管原位癌 2. 浸润性导管癌 3. 浸润性小叶癌 4. 髓样癌和黏液癌 5. 炎性乳腺癌 6. 乳腺 Paget 病	乳腺癌 1 号基因和乳腺癌 2 号基因突变（10%）家族史，早发性月经，不孕，初次生育年龄 >35 岁 高剂量辐射 高脂肪饮食	明显的、不规则的肿块或结节，乳房 X 线检查中发现结节 一侧乳房大于另一侧 局部皮疹 乳头分泌物
卵巢癌	转移至其他器官	第二常见的女性癌症，但是死亡率最高	家族史、55~75 岁有子宫内膜癌或乳腺癌个人史 初次生育年龄较大 乳腺癌 1 号基因和乳腺癌 2 号基因阳性 肥胖 高脂肪饮食 长期接触雌激素	通常无异常 异常肿胀、不适、胃炎

| 宫颈癌 | | 定期巴氏涂片检查预防 | RFs: HPV 病毒、使用己烯雌酚、吸烟、使用激素避孕、多胎妊娠、第一次性交年龄较小、性传播疾病 | 通常没有症状 可能有偶尔的、量少的非经期间出血或盆腔疼痛 |
| 子宫内膜癌 / 子宫癌 | 转移至淋巴结 | 第四常见的女性癌症 运动的女性患这种癌症的概率低于 80% | 任何增加暴露于雌激素而没有孕酮对抗的情况 | 子宫异常出血 |

乳腺癌的诊断

诊断测试	指标 / 建议
乳腺 X 线摄影	乳腺癌死亡率降低 20%~35% 建议 40 岁及以上的女性，每 1~2 年进行 1 次乳腺 X 线摄影检查
乳腺钼靶 X 线摄影	计算机 X 线提高检测出乳腺肿块的可能
导管灌洗	在乳头导管内插入微导管可鉴别乳腺肿块或异常乳腺病变前的癌细胞
磁共振成像和 PET 扫描	有助于乳腺癌的分期，但过于昂贵，不能常规使用。对已经诊断出患有乳腺癌的患者来说具有成本效益；常用于筛查复发。 美国癌症协会指南建议高危女性从 30 岁开始每年进行 MRI 和 X 线检查
超声检查	用于区分囊肿与实性病变
超声弹性成像	几分钟就能分辨出无害的肿块和恶性肿瘤
生物标志	蛋白质 C-ERBB-2 基因是在恶性肿瘤的活检标本中发现的一种预后指标 肌腱蛋白 C 在侵袭性癌前病变中也有发现
分期	所有诊断测试的信息都搜集完整后，在决定最佳治疗方案前要做分期 前哨淋巴结活检以移除 1~3 个节点；大于 3 个节点就要切开

用于治疗女性功能障碍的干预措施	
功能障碍	**可能的干预措施**
盆底脱垂 尿失禁	盆底康复包括盆底肌训练（凯格尔运动） 肌肉再训练 姿势指导 生物反馈 电刺激
乳腺疾病	如果上肢和淋巴结受累，则进行肌力和 ROM 训练 淋巴水肿的治疗包括，必要时可进行手法淋巴引流；穿压 　力衣，良肢位的摆位很重要
更年期症状	有氧训练 减少饮食中脂肪的摄入 限制酒精和咖啡因的摄入

第十章 女性健康

行为模式	内容
4B： 姿势障碍	妊娠相关的变化 关节灵活性受损 无法长时间保持坐位 肌肉无力 乳腺切除相关的变化
4C： 肌肉功能障碍	盆底功能障碍 应激性尿失禁 腹直肌分离 肌肉力量、爆发力、耐力降低
4D： 关节灵活性下降，和结 缔组织功能障碍相关 的运动功能、肌肉功 能、关节活动度障碍	妊娠导致的张力增高或拉伤 乳房切除术后相关的肌肉张力保护性增高、无 　力、柔韧性降低 韧带拉伤 关节半脱位或者脱位 产后骶髂关节功能障碍 肿胀或有溢出物 肌肉张力增高、无力或疼痛
6H： 由于淋巴系统疾病造成 的循环障碍和人体形 态学的变化	慢性淋巴水肿 重建手术 淋巴结清扫术后 放疗后功能障碍

（李　军　译，廖曼霞　廖麟荣　霍　烽　王于领　审）

第十一章　儿科疾病

第十一章　儿科疾病

儿科快速筛查

既往史 / 出生史

- 亲生父母的重要病史
- 母亲在妊娠、分娩和分娩期间的病史
- 与分娩相关的儿童病史
- 新生儿筛查和免疫接种史
- 儿童 / 青少年主要疾病史
- 内科 / 外科诊疗经过
- 已知的食物、药物、物质等过敏史

发育史

- 婴儿 / 儿童先天性格
- 儿童 / 照护者之间的互动和关系
- 生长和营养（生长图）
- 喂养：日常生活、喜好或困难
- 主要年龄段的成长标志
- 直肠 / 膀胱控制和如厕训练

社会史

- 父母 / 照护者的就业和工作时间
- 家居布局、环境、家庭陈列
- 孩子的日常睡眠模式
- 使用汽车儿童安全座椅
- 学校 / 日托史
- 虐待或忽视的迹象

惠允引自 World Health Organization. International Statistical Classification of Diseases, ed. 10. http://apps.who.int/classifications/icd10/browse/2010/en with permission.

Apgar 评分			
	体征	0 分	1 分	2 分
A	活动 / 肌张力	松弛	四肢略屈曲	四肢动作活跃
P	心率	无	< 100 次 / 分	> 100 次 / 分
G	刺激反应	无反应	表情痛苦	喷嚏、咳嗽、挣扎
A	肤色（皮肤颜色）	青紫或苍白	身体红，四肢青紫	全身红
R	呼吸	无	慢、不规则	呼吸均匀、哭声响亮

注：大于等于 7 分为正常，4 ～ 6 分为轻度窒息，小于 4 分为重度窒息。

常见的出生缺陷

- 心脏缺陷：1/100
- 唇裂 / 腭裂：1/700，可能伴有言语、进食和语言问题
- 唐氏综合征：1/800
- 脊柱裂：1/2500，可能伴有直肠问题、膀胱问题或瘫痪
- 其他：肌肉骨骼、胃肠、代谢缺陷

常见的新生儿产伤

- 皮肤淤青和产钳损伤。
- 胎头水肿——由于负压吸引，婴儿头皮严重肿胀。几天之内肿胀消失。
- 头颅血肿——婴儿颅骨与覆盖的脑膜之间的出血。在 2 周至 3 个月内吸收。
- 面瘫——如果只是神经受损，几周即可恢复。严重损伤可能需要手术。
- 臂丛神经损伤——Erb 麻痹和 Klumpke 麻痹。
- 骨折——最常见的是锁骨骨折。
- 脑损伤——由于婴儿缺氧，可导致癫痫、脑瘫或精神障碍。

新生儿窘迫体征

- **呼吸过慢**：呼吸 <30 次/分
- **呼吸过速**：呼吸 >60 次/分
- **异常呼吸音**：湿啰音、哮鸣音、干啰音、呼气伴呻吟
- **呼吸窘迫**：鼻翼扇动、吸气三凹征、呼吸困难、窒息

氧输送

模式：氧帐、氧气罩或呼吸机。

适应证：用于儿科机构内增加供氧；吸入氧浓度（FiO_2）取决于吸入的气体流量、氧帐体积、氧帐密封度。

限制：进入氧帐或氧气罩改变 FiO_2；不允许有太多的身体接触。

医学诊断和简要描述

诊断	描述
关节挛缩	胎动减少（运动不能），围绕关节结缔组织增加、挛缩、肌肉发育异常
哮喘	气喘、咳嗽（夜间和运动）、气短、胸闷、痰液；过敏原、刺激物、运动和压力会导致哮喘加重
脑瘫	运动和姿势控制差，感觉、感知、交流和认知功能发育迟缓；精神分裂症，常伴有认知和语言障碍、痉挛和骨科疾病
先天性心脏病	常伴有杂音，皮肤、口唇、指甲青紫，气短、疲乏、体力差

诊断	描述
囊性纤维化	影响呼吸系统的遗传性外分泌腺疾病，包括胰腺和腹股沟肉芽肿。慢性呼吸道感染和慢性阻塞性肺疾病、咳嗽、气道阻塞、咳痰和腹股沟肉芽肿及肝功能损害。需要消化酶和胰酶
髋臼发育不良	髋关节发育不良、关节活动范围（ROM）下降、假髋臼、下肢不等长、疼痛步态、左侧受累多见
唐氏综合征	21- 三体综合征、特殊面容、肌张力明显低下、反射减退、发育迟缓、进食困难、心功能不全、髋关节半脱位
胎儿酒精综合征	低出生体重、发育迟缓、器官功能障碍、头围小、发育迟缓、学习和认知障碍（智力低下、行为和社会问题）；可能伴有骨骼和心脏异常
骨折：生长板和长骨	局部疼痛、肿胀，长骨不能负重。生长板骨折是导致生长不均匀的主要原因
青少年型关节炎	自身免疫性疾病，关节疼痛、僵硬、红斑、肿胀、无力及功能或活动性降低
股骨头骨骺骨软骨病	髋关节、腹股沟、大腿或膝伴有疼痛；ROM 下降（髋内旋和髋外展）
肌营养不良	出生时或在 1 岁内出现；肌肉功能障碍，表现形式多变；肌张力低下，进食困难，脊柱弯曲，呼吸困难，认知或学习困难，精神分裂症，心脏和视觉功能障碍
神经纤维瘤病	任何器官或系统的肿瘤（常见的有：中枢神经系统、眼睛、皮肤），其数量和大小在一生中都在增加。1 型多见于皮肤、骨骼或关节，合并中枢神经系统肿瘤，预后有改善；2 型：脑膜瘤和听神经瘤

诊断	描述
成骨不全症	经常骨折的病史，骨密度下降，长骨弯曲，淤伤，蓝色巩膜，身材矮小，牙齿、听力和心脏损害
脊柱侧弯	脊柱弯曲（>10°）、姿势不对称
镰状细胞贫血	因血管闭塞或再生障碍性危象、疲劳、抗感染能力下降、生长迟缓、青春期延迟而引起的剧烈疼痛。可能导致脑梗死、肺动脉高压、肾衰竭
脊柱裂	神经管闭合不全引起的运动和感觉障碍；足部畸形、髋关节畸形、脑积水、神经源性膀胱
斜颈	一侧胸锁乳突肌挛缩与短缩、颈部屈曲向一侧、头部旋转

惠允引自 Dole, 2010.

3~15 岁儿童定向力及失忆症测试

定向力问题	得分	最高分
你叫什么名字	2= 名字 3= 姓	5
你几岁了 你的生日是什么时候	3= 正确的年龄 1= 月份，1= 年	5
你住在哪里	3= 城市 2= 国家	5
你父亲叫什么名字 你母亲叫什么名字	5 两者皆回答正确即得 5 分	5
你在哪个学校上学 你读几年级	3 2	5
你现在在哪里 或 你现在在家吗？你在医院吗	5 两个问题皆回答正确即得 5 分	5
现在是白天还是晚上	5	5
总计		35

第十一章 儿科疾病

原始反射和年龄								
原始反射	年龄（月）							
	0	0.5	1	2	3	4	5	6
吸吮 / 吞咽反射								
觅食反射								
侧弯反射								
握持反射								
足底抓握反射								
拥抱反射								
自动跨步反射								

姿势反射和年龄						
反射	年龄（月）					
	2	4	6	8	10	12
非对称性紧张性颈反射						
紧张性迷路反射						
对称性紧张性颈反射						

翻正反应和年龄					
翻正反应	年龄（月或岁）				
	2~3 个月	4~5 个月	1 岁	5 岁	终生
视觉翻正反应					
迷路性翻正反应					
头部翻正反应					
抬躯反应 （Landau）					
颈部翻正反应					
躯干部翻正反应					

保护性伸展反应和年龄

保护性伸展反应	年龄（月）				
	4～5	6～7	8～10	12～15	终生
下肢降落伞反应					
上肢降落伞反应					
往前倒时会伸出胳膊保护自己					
往侧方倒时会伸出胳膊保护自己					
往后倒时会伸出胳膊保护自己					
站立					

倾斜反应和年龄

倾斜反应	年龄（月）				
	5～6	7～8	9～10	12～15	终生
俯卧位					
仰卧位					
坐位					
四点跪位					
站立位					

惠允引自 Dole, R: Peds Rehab Notes. Philadelphia: FA Davis, 2010, p. 31.

肌张力 / 痉挛评估	
评分	痉挛频度量表
0	无痉挛
1	刺激诱发的轻度痉挛
2	痉挛偶有发作 <1 次 / 小时
3	痉挛 >1 次 / 小时
4	痉挛 >10 次 / 小时

惠允引自 Penn RD et al: Intrathecal baclofen for severe spinal spasticity. N Engl J Med 1989;320:1517.

改良 Asworth 痉挛评估量表	
分级	描述
0	无肌张力升高
1	肌张力略微增高，受累部分被动屈伸时，在关节活动范围最大处呈现最小的阻力或突然卡住
1+	肌张力轻度升高，在关节活动范围内出现突然卡住，然后在后面的关节活动范围内出现最小的阻力
2	通过关节活动范围的大部分时，肌张力明显升高，但受累部分仍能被移动
3	肌张力严重升高，被动运动困难
4	受累部分在屈伸时呈现僵直状态

惠允引自 Bohannon RW: Interrater reliability of a modifi ed Ashworth scale of muscle spasticity. Phys Ther: 1987;67:207.

神经运动发育

年龄	粗大运动和姿势	精细运动	认知
1 个月	俯卧时抬头 异常反射出现	会注视物体 双手合拢 追踪目标	注视人脸 表现为偏好对比
2 个月			喜欢正常的面孔
3 个月	仰卧侧翻 偶尔可从俯卧位翻身 至仰卧位	从手到物体的注视 伸手够物但不能抓住 物体 视觉可追随 双手经常紧紧地合在 一起 可吸吮 / 吞咽	
4 个月		可抓住 7.62cm 以内 的拨浪鼓 手部分张开	
5 个月	从俯卧位至仰卧位时 可节段性翻身 可独立保持坐位 开始四点跪位姿势	拿住物件 拇指对指；试图拿起 物体 可抓起瓶子放到嘴里	模仿新行为 找寻完全隐藏的 物件 对凌乱的面部可盯 看较长时间
6 个月			
7 个月	向前腹爬 类似于四点跪 位 开始扶着家具站起来 从俯卧位到坐位	俯卧时伸出一只手向 前够	可进行产生特定结 果的行为。重复 该行为并希望达 到同样的结果

年龄	粗大运动和姿势	精细运动	认知
8个月	在四周来回爬 可手扶家具横向行走	够取及抓握	目标导向性行为
9个月	可从仰卧位翻滚至俯卧位，再推起至四点跪位	自己吃饼干 会拿奶瓶	开始意识到看不见的物体仍然存在
10个月	仅靠腿站起来	伸腕、伸指 试图用餐具进食 握住杯子并喝水 用示指和拇指抓取食物	探索因果关系并更改起因以达到新的结果
11个月	牵着双手可走路 独立迈步 牵一只手走路		
12个月	独立完成从坐到站	掌握12~24个月的所有精细动作： 堆积木 翻书 把玩具装入容器内	
13个月	独自迈步 可自己由站立位蹲下并控制 步行		
14~16个月	扶着楼梯把手走上楼梯	用拳握法拿蜡笔 盖住、掀开物体 转动旋钮、把手 会玩简单的拼图游戏	学步儿童开始展示出具象思维；能将符号理解为对象；对特定的对象会命名
17个月	扶着楼梯把手走下楼梯		
18个月			

注：2岁时，儿童开始发展优势手（左侧或右侧）；3岁时，儿童可能开始发育到表现出类似成人的步态。

儿童的反射检查		
反射		刺激	反应
原始反射 / 脊髓层面	屈肌退缩反射	仰卧位或坐位下用尖物刺激足底	脚趾伸展、足背伸、下肢屈曲 出现于 1~2 个月内
	交叉伸展反射	下肢伸直时对脚掌进行伤害性刺激；儿童仰卧位	对侧下肢屈曲，然后内收和伸展 出现于 1~2 个月内
	拉起反射	抓住前臂，从仰卧位拉起至坐位	上肢完全屈曲 妊娠 28 周开始发育 出现于 2~5 个月内
	拥抱反射	突然改变头的位置	上肢伸展、外展 出现于 5~6 个月内
	惊恐反射	突然的巨响	手臂的伸展或外展 持续终生
	抓握反射	按压手掌或脚掌	手指和足趾屈曲 手指抓握反射出现于 4~6 个月，到 9 个月时，出现脚趾抓握反射
紧张性反射 / 脑干层面	非对称性紧张性颈反射	头转向一侧	类似于击剑姿势：脸转向一侧，同侧的上肢与下肢伸展，另一侧屈曲 出现于 4~6 个月内
	对称性紧张性颈反射	头部屈曲或伸展	头的屈曲导致上肢屈曲、下肢伸展 头部伸直时：上肢伸直、下肢屈曲 出现于 8~12 个月内
	紧张性迷路反射	俯卧位或仰卧位	俯卧位：屈肌张力升高 仰卧位：伸肌张力升高 出现于 6 个月内
	阳性支撑反应	站立时脚掌受到压力	下肢伸肌张力升高（下肢僵直） 出现于 6 个月内

儿童的反射检查		
反射	刺激	反应
紧张性反射/脑干层面	联合反应	抵抗身体任何部位的自主运动	静息状态时肢体的非自主运动 出现于 8~9 岁
	颈部翻正反应	儿童仰卧位时，被动地把头转向一侧	整个躯干像轴一样整体转动 出现于 5 岁内
	躯干部旋转调整反应	被动旋转上、下躯干	身体与旋转节段对齐 出现于 5 岁内
	迷路性翻正反应	遮住眼睛，身体向各个方向侧倾	头会向垂直位复位。终生保持这种反射
	视觉翻正反应	通过向各个方向倾斜来改变身体位置	头部朝向垂直位置 终生存在
	头部翻正反应	俯卧位或仰卧位	头部朝向垂直方向 一般出现于 5 岁内
	保护性伸展反应	将重心移到支撑面外	手臂、腿伸展和外展以支撑和保护 终生存在
	平衡反应：倾斜	通过倾斜或移动支撑面来移动重心	躯干向上弯曲；四肢伸展和外展；对侧保护性伸展 终生存在
	平衡反应：姿势固定	对物体施加位移力；改变身体的重心	在侧向力作用下，躯干向外力方向弯曲，四肢伸展和外展 终生存在

改良格拉斯哥婴儿或儿童昏迷量表			
评估部位	婴儿	儿童	分数 *
睁眼反应	自发睁眼	自发睁眼	4
	呼唤睁眼	呼唤睁眼	3
	疼痛刺激睁眼	疼痛刺激睁眼	2
	无睁眼反应	无睁眼反应	1
语言反应	含糊不清的语言和呻吟	定向力正常	5
	烦躁的哭声	迷惑的表情	4
	因疼痛而哭闹	不正确的回答话语	3
	疼痛刺激可发出声音	难以理解的词语或非特定的声音	2
	无语言反应	无语言反应	1
运动反应 †	自发且有目的的移动	服从指令	6
	躲避触摸	对疼痛刺激定位反应	5
	对疼痛刺激可躲避	对疼痛刺激可躲避	4
	对疼痛刺激呈去皮层状态（异常屈曲）	对疼痛刺激呈去皮层状态（异常屈曲）	3
	对疼痛刺激呈去皮质状态（异常伸展）	对疼痛刺激呈去皮质状态（异常伸展）	2
	对疼痛刺激无反应	对疼痛刺激无反应	1

注：* 得分 ≤ 12 提示有严重头部损伤。得分 < 8 需要插管和通气。得分 ≤ 6 提示颅内压监测的必要性。

† 如果患者气管插管、无意识或婴儿处于有语言能力之前的状态，这个量表最重要的部分是运动反应，应该进行仔细评估。

惠允引自 Davis RJ et al: Head and spinal cord injury. In Textbook of Pediatric Care, edited by MC Rogers. Baltimore, Williams & Wilkins, 1987; James H, Anas N, Perkin RM: Brain Insults in Infants and Children. New York, Grune & Stratton, 1985; and Morray JP et al: Coma scale for use in brain-injured children. Critical Care Medicine 12:1018, 1984.

自闭症谱系障碍的预警体征 / 危险因素

已知风险因素	• 患有自闭症的兄弟姐妹 • 诊断为结核性硬化症、脆性 X 染色体综合征或癫痫 • 自闭症或类似自闭症行为的家族史
自闭症筛查的预警体征	• 6 个月没有灿烂的笑容或其他快乐的表情 • 9 个月无声音、微笑或面部表情交流 • 12 个月无交流的手势，比如指向、指着、伸手或挥手姿势 • 12 个月不会咿呀学语 • 16 个月不会说单个词语 • 24 个月无两个单词的自发短语（非模仿言语症） • 24 个月注意不到他人的声音 • 24 个月不看别人的脸和眼睛 • 24 个月对自己的名字无反应 • 24 个月未能表现出对其他儿童的兴趣 • 24 个月未能模仿 • 在各年龄段丧失该年龄段应掌握的语言或社会技能

惠允引自 Filipek et al., 1999; Greenspan, 1999; and Ozonoff, 2003.

正常儿童生命体征

年龄	心率（次 / 分）		呼吸频率（次 / 分）
	清醒	静止或睡眠	
新生儿	100～180	80～160	35～65
婴儿	100～180	75～160	30～60
学步儿童	80～110	60～90	24～40
学龄前儿童	70～110	60～90	22～34
学龄儿童	65～110	60～90	18～30
青少年	60～90	50～90	12～16

血压（mmHg）		
年龄	收缩压	舒张压
出生 12 小时，体重 <1kg	39～59	16～36
出生 12 小时，体重 3kg	50～70	25～45
新生儿出生后 96 小时	60～90	20～60
婴儿	87～105	53～66
学步儿	95～105	53～66
学龄儿童	97～112	57～71
青少年	112～128	66～80

儿童物理治疗实践模式指南

模式	描述
5B	受损的神经运动发育
5C	先天性或婴幼儿期获得性中枢神经系统非进展性疾病相关的运动功能和感觉完整性受损
6G	与新生儿呼吸衰竭相关的通气、呼吸或气体交换和有氧能力耐力受损

第十二章　实验室检查

血液生化检查	
实验室检查参考值	偏差和原因
丙氨酸转氨酶（ALT），又称谷丙转氨酶 0～35 U/L	升高见于肝炎、肝脏疾病、胆管损伤、充血性心力衰竭、糖尿病、传染性单核细胞增多症
白蛋白 3.5～5.5 g/100 ml	下降见于慢性肝病、蛋白质营养不良、肾脏疾病、吸收不良综合征、慢性感染、急性应激
醛缩酶 1.3～8.2 U/L	升高见于肌肉损伤、肝损伤或肝疾病
碱性磷酸酶 33～131 U/L 婴儿期至青少年期 <104 U/L 年龄 >61 岁 51～153 U/L	升高见于肝脏和骨骼疾病（阻塞性和肝细胞性肝病）、阻塞性黄疸、胆汁性肝硬化；软骨病、转移性骨病和骨折愈合时轻微升高
a-1 胰蛋白酶抑制剂 1.5～3.5 g/L	指标下降时，提示小于 50 岁的人患全腺泡型肺气肿和肝硬化的风险升高
氨 2～55 μmol/L	升高见于肝性脑病和 Reye 综合征；也用于测试评估意识的变化
淀粉酶 30～100 U/ml	升高见于急性胰腺炎（第一小时，2～3 天恢复到正常值）；慢性胰腺炎数周或数月升高；腹膜炎、消化性溃疡穿孔、急性肠梗阻、肠系膜血栓形成、炎性肠病、唾液腺炎（如流行性腮腺炎）升高
阴离子间隙 8～16 mmol/L	是一种使用电解液板计算参考值的结果 升高提示代谢性酸中毒（如未控制的糖尿病、饥饿，肾脏损害，有毒物质的摄入，体内阿司匹林、甲醇含量升高） 下降提示白蛋白下降或免疫球蛋白升高

血液生化检查	
实验室检查参考值	偏差和原因
谷草转氨酶，又称天冬氨酸转氨酶 < 35 U/L	升高见于心脏、肝脏和骨骼肌疾病和使用一些药物 升高见于急性心肌梗死、心肌坏死（心肌炎）、急性肝损伤、肝硬化、转移性肿瘤、阻塞性黄疸、传染性单核细胞增多症、充血性肝大 升高见于肌肉疾病、坏疽的肌肉、皮肌炎、挤压伤、摄入阿司匹林、可待因和可的松
总胆红素 <1.0 mg/100ml	破坏红细胞：溶血性疾病、出血、肝功能障碍、输血导致的溶血、自身免疫性疾病时升高
脑钠肽 <100 pg/ml	心力衰竭时升高 小于 500 为出院的目标 大于 700 提示代偿性心力衰竭
血尿素氮 $8 \sim 22$ mg/100ml	升高见于高蛋白质摄入、脱水、烧伤、胃肠道出血、肾疾病、前列腺肥大 在低蛋白摄入、饥饿、肝脏功能障碍、肝硬化时下降
降钙素： 女性 $0 \sim 5$ pg/ml 男性 $0 \sim 12$ pg/ml	患有 C- 细胞增生和甲状腺髓样癌时升高；用于筛查甲状腺髓样癌；也用于治疗骨质疏松症或血钙 过多
钙 $8.5 \sim 10.5$ mg/100ml	摄入维生素 D 时会升高；骨质疏松症、钠尿排泄、制动时下降；钙重吸收、甲状腺功能减退时升高 维生素 D 摄入量、妊娠、过度利尿、饥饿时下降 Mg^{2+} 减少，急性胰腺炎、低白蛋白血症时降低
二氧化碳含量、碳酸氢盐或 CO_2 $24 \sim 30$ mmol/L	电解质失衡时改变；慢性疾病，特别是肾脏疾病；评估酸碱平衡；升高提示碱中毒补偿或疾病；在酸性代偿和代谢性酸中毒时下降

血液生化检查

实验室检查参考值	偏差和原因
氯化物 95～105 mmol/L	不排钾的利尿剂、呕吐、钾过量摄入时下降 腹泻、NH_4Cl 摄入时升高（很少）
胆固醇 <200 mg/dl	升高时，提示罹患心脏病的风险升高
皮质醇 5～25 μg/100ml（AM） <10 μg/100ml（PM）	艾迪生病和垂体前叶功能减退时下降；库欣综合征和压力过大时升高
肌酸：男性 0.2～0.5 mg/dl；女性 0.3～0.9 mg/dl	在肾脏疾病或监测肾功能的恶化时升高
肌酸激酶 <100 U/L 肌酸激酶同工酶 < 5%	肌酸激酶升高时，提示可能有进行性肌肉萎缩症、脑梗死，在心脏或骨骼肌中含量升高（肌肉型升高时提示骨骼肌损伤；杂化型升高时提示心肌损伤；脑型升高时提示脑损伤）
肌酸激酶 0.6～1.3 mg/100ml	肾小球滤过率（GFR）有关肌酸升高时，提示肾脏疾病、肾衰竭、慢性肾小球肾炎、甲状腺功能亢进
C- 反应蛋白 <10 mg/L 正常	10～40 mg/L 提示轻度炎性或病毒感染 40～200 mg/L 提示细菌感染
铁蛋白 男性 10～300 ng/ml 女性 10～100 ng/ml	在慢性缺铁或蛋白质严重缺乏（如营养不良）时下降 在慢性铁过量（血色素沉积症）时升高
叶酸 2.0～9.0 ng/ml	在纯素食者和营养不良及吸收不良如乳糜泻、克罗恩病与囊性纤维化时降低；在恶性贫血、产生胃酸、胃内细菌过度生长、肝疾病、肾疾病、酗酒时均下降
葡萄糖 70～110 mg/100ml	糖尿病、胰腺功能不全、使用类固醇、胰腺肿瘤、使用噻嗪类利尿剂、儿茶酚胺过多时升高 在 β 细胞肿瘤、甲状腺功能减退、饥饿、糖原储存疾病、艾迪生病时升高

血液生化检查	
实验室检查参考值	偏差和原因
铁 50～150 μg/100ml	在贫血（如慢性肠道出血或月经过多）、慢性疾病（如癌症、自身免疫性疾病和慢性感染）时下降 在血色素沉积症、铁过量和饮酒过度时升高
总铁结合力或运铁蛋白 250～410 μg/100ml	在缺铁性贫血时升高 在血色素沉积症、慢性感染或慢性疾病引起的贫血、肝脏疾病（肝硬化）和当饮食中的蛋白质减少、肾病综合征时下降
乳酸 6～16 mg/dl	在出血、休克、败血症、糖尿病酮症酸中毒（DKA）、剧烈运动、肝硬化时升高 严重脓毒症时可能是参考值的 2 倍
乳酸脱氢酶 45～190 U/L Has 5 同工酶	乳酸脱氢酶 1 升高：心肌梗死、心肌炎、贫血、休克、恶性肿瘤 乳酸脱氢酶 2 升高：心肌梗死、心肌炎、贫血、慢性粒细胞白血病、肺梗死、休克、恶性肿瘤 乳酸脱氢酶 3 升高：白血病、肺梗死、单核细胞增多症、休克、恶性肿瘤 乳酸脱氢酶 4 升高：单核细胞增多症、休克、恶性肿瘤 乳酸脱氢酶 5 升高：充血性心力衰竭、肝炎、肝硬化、骨骼肌坏死、皮肌炎、单核细胞增多症、休克、恶性肿瘤
脂肪酶 <200 U/ml	在胰腺炎和肾脏疾病、唾液腺炎症和消化性溃疡、疑似肿瘤时升高
镁 1.5～2.0 mmol/L	摄入 Mg^{2+}（抗酸剂）时升高 吸收不良综合征、急性胰腺炎时下降
渗透压 280～296 mOsm/kg	脱水时升高 液体摄入过量时下降

第十二章 实验室检查

血液生化检查

实验室检查参考值	偏差和原因
磷酸盐 3.0～4.5 mg/100ml	生长激素升高、慢性肾小球肾炎、结节病时升高 在高胰岛素状态下，摄入磷时下降
钾 3.5～5.0 mEq/L	使用过量利尿剂、呕吐、肝硬化、甘草摄入、禁食或饥饿时下降 在肾脏疾病、创伤、烧伤、饮食中钾盐替换钠盐过度时升高
前白蛋白 18～32 mg/dl	营养不良时下降 用于监测含肠外营养的治疗
前列腺特异性抗原 0～4.0 ng/ml	筛查前列腺癌的肿瘤标志物 在前列腺癌、前列腺炎和良性前列腺增生时升高
总蛋白 6.0～8.4 g/100ml	除非知道白蛋白和球蛋白的水平，否则总蛋白本身并不能提供参考信息。肝功能或肾功能紊乱或蛋白质未被吸收时下降；雌激素和口服避孕药时也会下降
钠 135～145 mEq/L	脱水（烧伤、出汗、腹泻）、使用利尿剂时下降 H_2O 潴留（慢性心力衰竭、肾衰竭、肝硬化、钠摄入过量）、肾功能不全、过量静脉注射治疗 H_2O 流失过量、H_2O 摄入不足、醛固酮增多时升高
T3 75～195 ng/100ml	甲状腺功能减退、罕见的垂体性甲状腺功能减退时下降 甲状腺功能亢进时升高
游离 T4 0.75～2.0 ng/dl	更准确地反映甲状腺功能情况 甲状腺功能减退、罕见的垂体性甲状腺功能减退时下降 甲状腺功能亢进时升高

血液生化检查	
实验室检查参考值	偏差和原因
总 T4 4～12 μg/100ml	主要测试甲状腺功能；T4 下降时提示甲状腺功能减退、T4 升高时提示甲状腺功能亢进
甲状腺球蛋白 3～42 μg/L	作为肿瘤标记物评价甲状腺癌治疗效果及监测肿瘤复发； 升高时提示肿瘤可能复发
甘油三酯 40～150 mg/100ml	在冠心病、糖尿病、肾病综合征、肝病和甲状腺功能减退症时升高
促甲状腺激素 0.5～5.0 ulU/ml	升高时，提示甲状腺活动不足、垂体瘤或对甲状腺药物缺乏反应；下降时，提示甲状腺过度活跃或对药物反应过度
尿素氮 8～25 mg/100ml	在急性或慢性肾脏疾病导致的肾功能损害或流向肾脏的血液减少（慢性心力衰竭、休克、心肌梗死、烧伤）时升高；蛋白质分解过量、饮食蛋白质过量或出血过量时也会升高；肝病、营养不良和水中毒时下降
尿酸 3.0～7.0 mg/100ml	在慢性淋巴细胞和粒细胞白血病、多发性骨髓瘤、慢性肾衰竭、禁食（包括摄入蛋白质）、痛风、妊娠毒血症、水杨酸摄入、大量饮酒时升高

血液生化检查结果对康复的影响

异常实验室检查结果	对康复的意义
白蛋白下降，前白蛋白下降，总蛋白下降	如果营养不良，用于康复的能量可能更少：运动耐力差
胆固醇升高	脑血管疾病的关键风险因素；评估其他风险因素；在运动前评估脑血管疾病的风险
肌酸升高	可能有肾功能减弱
肌酸激酶升高	可能有肌肉损伤，包括心脏；检查同工酶（BB、MB、MM）
肌酐升高	可能有肾功能减弱
葡萄糖升高	可能是糖尿病前期或糖尿病；检查空腹葡萄糖，HbA1c
铁下降	氧负载力下降；耐力或运动耐力下降
LDH 升高	检查同工酶是否有器官功能障碍：LDH 升高时提示对肝脏、心脏可能存在影响
钾升高	钾升高时，提示可能发生心律失常、心肌过度收缩
钾下降	有心律失常的风险
钠下降	影响动作电位的静息阈值；可能有下肢痉挛
游离 T4 下降	可能存在体重增加。在 T4 水平恢复正常之前减重可能很困难
尿酸升高	可能有足部关节疼痛或痛风

肝功能检查

实验室检查参考值	异常结果的临床意义
谷丙转氨酶 0~35 U/L	升高大于正常水平 10 倍以上时，提示急性感染引起的急性肝炎，并且会持续升高 1~3 个月 升高正常水平 4 倍以上：慢性肝炎
碱性磷酸酶 33~131 U/L	胆管堵塞程度加重；如果谷丙转氨酶和谷草转氨酶升高，提示碱性磷酸酶来自肝脏；如果磷和钙异常，提示碱性磷酸酶来自骨
谷草转氨酶 0~35 U/L	正常水平 10 倍以上：急性病毒感染引起的急性肝炎；正常水平 4 倍以上：慢性肝炎
胆红素 0.3~1.0 mg/dl 新生儿 1~12 mg/dl 临界值：大于 15 mg/dl	升高见于红细胞破坏过多或肝脏不清除胆红素；婴儿胆红素升高：会杀死脑细胞并导致智力迟钝；可能和 Rh 不相容一起发生；成人胆红素升高：代谢问题、胆管阻塞、肝脏损伤或遗传异常
白蛋白 3.5~5 g/dl	肝脏和肾脏疾病、炎症、休克和营养不良时降低；脱水时升高
总蛋白 7.0 g/dl	肝脏或肾脏疾病、蛋白质未被消化时降低；自身免疫性疾病、肝硬化或肾病综合征时白蛋白 / 球蛋白比率降低；白血病和遗传病时升高

肾性高血压检查

实验室检查	参考值	康复临床意义
尿素氮	8~25 mg/100ml	尿素氮升高：心脏衰竭和肾衰竭；如果肌酐升高，肾功能下降；肌酐与肾小球滤过率的间接关系为肌酐升高提示肾小球滤过率下降
肌酐	0.6~1.3 mg/100ml	
尿酸	3.0~7.0 mg/100ml	

随时间进展的心肌酶标记物检查

实验室检查参考值	升高的时间点	康复临床意义
肌钙蛋白 I 　0～0.4 ng/ml	升高时提示存在心肌损伤；伴有急性胸痛时需要检测 2～3 次；心肌梗死后持续升高 1～2 周	标记物升高表明急性心肌损伤；患者应在康复干预前接受心肌损伤评估和治疗；见下面参考值的说明
肌钙蛋白 T 　<0.1 ng/ml		
总肌酸激酶 <100 U/L	2～12 小时开始上升；2～4 天降至正常	
肌酸激酶 -MB<5%	与肌酸激酶（CK）相同，用来判断溶栓药物是否有效；用药后会快速升高和下降	
谷草转氨酶（GOT）（AST）<35 U/L	6～24 小时开始上升；3～6 天降至正常	
乳酸脱氢酶 45～190 U/L	12～48 小时开始上升；7 天降至正常	
肌红蛋白： 　男性 10～95 ng/ml； 　女性 10～65 ng/ml	心肌炎 2～3 小时后开始升高，8～12 小时到达顶峰，24 小时后回落为正常	
C 反应蛋白（CRP） 　<10 mg/L	急性炎症时升高 提示冠心病相关风险增加 大于 2.4 mg/L 提示冠状动脉风险升高 2 倍	

心肌酶标记物

标记物	发病	峰值	持续时间
肌钙蛋白 I	3~6 h	12~24 h	4~6 d
肌钙蛋白 T	3~5 h	24 h	10~15 d
肌酸激酶	4~6 h	10~24 h	3~4 d
肌酸激酶 -MB*	4~6 h	14~20 h	2~3 d
谷草转氨酶（GOT）	12~18 h	12~48 h	3~4 d
乳酸脱氢酶	3~6 d	3~6 d	6~7 d
肌红蛋白	2~4 h	6~10 h	12~36 h

　　康复临床意义：* 标记物升高提示心肌受到急性损伤；患者开始离开床活动和康复之前，肌酸激酶 –MB 必须达到峰值并开始下降。

脂类检查

检查	正常值	偏差和原因
总胆固醇	成人 <200 mg/dl 儿童 125~200 mg/dl	数值升高，冠心病风险增加必须检查高密度脂蛋白总比率
高密度脂蛋白	男性 >40 女性 >50	数值升高，冠心病风险增加；必须检查高密度脂蛋白总比率
低密度脂蛋白	<100 mg/dl	数值升高，冠心病风险增加
超低密度脂蛋白	25%~50%	数值升高，冠心病和糖尿病风险增加
甘油三酯	<150 mg/dl	数值可能升高，冠心病和糖尿病风险增加
总胆固醇 / 高密度脂蛋白比值	<4 : 1	比率升高，冠心病风险增加
脂蛋白（a）	<10 mg/dl	升高时提示血栓和冠心病风险增加
糖化血红蛋白	<6.5%	升高表明血糖水平在过去的 3 个月内已超出正常水平

其他心血管病检查		
检查	**参考值**	**偏差**
高半胱氨酸	4～7 μmol/L	增高则为冠心病的一个危险因素；药物所致肾衰竭风险增高
C 反应蛋白 1. 对于冠心病风险的高敏度检测（心脏 C 反应蛋白） 2. 普通 C 反应蛋白检查炎症或感染	<1.0 低心血管风险 1.0～3.0 平均心血管风险 3.1～10 高心血管风险	1. 增高至 10 mg/L 左右与动脉粥样硬化的风险相关 2. 增高至 100 mg/L 则为非冠状动脉因素的炎症、感染
脑钠肽（BNP）	<100 pg/ml	心力衰竭时升高 <500 为出院目标 >700 失代偿性心力衰竭
活化蛋白 C 抵抗（APC-R）	< 2.0（比率）	升高表示静脉血栓栓塞疾病，冠心病（男性吸烟者）、脑血管疾病； 相关的急性期反应增加妊娠期风险
阿司匹林试验（ARU = 阿司匹林反应单位）	350～550 ARU 为治疗区间范围	> 550ARU 为非治疗区间范围 / 对阿司匹林无反应

凝血因子检查

实验室检查正常值	偏差和原因
转氨酶（ACT） 175~225 秒	术前、术中、术后监测大剂量肝素的疗效 升高提示凝血抑制较高（血小板计数低）
凝血酶原时间（PTT）或 活化部分凝血酶原时间 （aPPT）/20~35 秒 临界值 >100	用于不明原因的出血 凝血障碍时升高，当凝血因子 VIII 升高或急性组织炎症或者创伤时下降
出血时间 1~9 分钟（IVY 法）*	升高见于血小板功能受损、血小板减少、冯威尔布兰德病；也可受药物影响：右旋糖苷、吲哚美辛（消炎痛）和非甾体抗炎药
纤维蛋白溶酶原 150~400 mg/dl 临界值 <100	升高见于急性感染、冠心病、脑卒中、多发性硬化、创伤、炎症紊乱、乳腺癌、肾癌、胃癌；下降见于血栓源于损伤、肝脏疾病、营养不良、弥散性血管内凝血、癌症
国际标准化比率（INR） 10~14 秒 临界值 > 30	抗凝血剂：2.0~3.0 用于基本的血液稀释，2.5~3.5 用于血栓风险较高的患者（人工心脏瓣膜、体循环栓塞）
D- 二聚体	阴性结果：排除静脉血栓或低风险 阳性结果：静脉血栓或肺栓塞需要进一步的评估
纤维蛋白溶酶原 80%~92% 正常血浆	非活性形式的血浆酶原参与纤溶作用；用于评价高凝状态（弥散性血管内凝血，血栓）
血小板 150~450×10⁹/L†	临界水平小于 50×10⁹/L 或大于 999×10⁹/L 升高见于炎症性疾病、骨髓增生状态、溶血性贫血、肝硬化、铁缺乏、急性失血 下降见于再生障碍性贫血、巨细胞增生和缺铁性贫血、尿毒症、弥散性血管内凝血等

注：① * 出血时间延长、凝血酶原时间或活化部分凝血酶原时间延长时均需注意；血小板下降时，提示患者不能出现跌倒、碰伤或瘀伤的情况。

② † 临界水平：血小板计数 < 50×10⁹/L；可能不适合进行康复干预。

血液学（全血细胞计数和外周血常规）检查

实验室检查	参考值	偏差和原因
血容量	体重的 8.5%~9.0%（kg）	下降见于出血、烧伤、手术后
红细胞（×10^{12}/L）	男性 4.5~6.5 女性 3.9~5.6	升高见于红细胞增多症、慢性肺疾病、脱水、先天性心脏病、脑血管疾病、生活在高海拔地区、吸烟史、肾细胞癌 下降见于贫血、（慢性）肾衰竭、系统性红斑狼疮、白血病、骨髓功能障碍、霍奇金病、淋巴瘤、多发性骨髓瘤、风湿热
血红蛋白（g/dl）	男性 13.5~17.5 女性 11.5~15.5	升高见于慢性心力衰竭、生活在高海拔地区、脱水、慢性阻塞性肺疾病（COPD） 下降见于出血、贫血、肝硬化、溶血
血细胞比容（%）	男性 40~52 女性 36~48	同上
白细胞（×10^9/L）	4~11	参见白细胞计数和分型
不成熟的中性粒细胞	0%~5%	下降时提示使用免疫抑制药物、再生障碍性贫血、放疗对骨髓的影响、淋巴细胞和单细胞性白血病、粒细胞增多症、使用抗生素、病毒感染
嗜碱性粒细胞	0%~1%	升高见于骨髓纤维化、红细胞增多症、霍奇金白血病 下降见于过敏反应、应激、使用类固醇、妊娠、甲状腺功能亢进
嗜酸性粒细胞	1%~4%	升高见于过敏（哮喘、花粉热）、寄生虫（蠕虫、吸虫）、恶性肿瘤、结肠炎 下降见于烧伤、系统性红斑狼疮、急性感染、单核细胞增多症、慢性心力衰竭、感染、中性粒细胞增多或神经衰弱、药物（促肾上腺皮质激素、阿司匹林、甲状腺素、肾上腺素）

血液学（全血细胞计数和外周血常规）检查

实验室检查	参考值	偏差和原因
淋巴细胞 ● B 淋巴细胞 ● T 淋巴细胞	25%～40% 10%～20% 60%～80%	升高见于白血病、传染病、病毒感染（麻疹、风疹） 升高见于病毒感染、白血病、骨髓癌和放射治疗；下降见于免疫功能失调（狼疮和艾滋病或艾滋病毒感染）
单核细胞	2%～8%	升高见于病毒性疾病、肿瘤、炎性肠病、胶原蛋白疾病、血液疾病
中性粒细胞	54%～75%	升高见于细菌感染、炎症疾病、癌、外伤、应激、使用皮质类固醇、急性痛风、皮肌炎、出血、溶血性贫血 下降见于急性病毒性感染、骨髓疾病、营养不良（维生素 B_{12}、叶酸均缺乏）
血小板 （ $\times 10^9$/L ）	150～450	下降见于骨髓疾病（白血病/血小板减少）、长期出血问题、狼疮、肝素或奎尼丁使用、磺胺类药物使用、化疗 升高见于骨髓增生性疾病、生活在高海拔地区、剧烈运动
血沉（mm/h）	男性 1～13 女性 1～20	炎症的非特异性标志物； 升高（过度升高）表示急性感染；中度升高见于炎症、贫血、感染、妊娠和年龄增长 升高见于肾衰竭、多发性骨髓瘤、巨球蛋白血症（肿瘤）、口服避孕药、茶碱、青霉素和右旋糖酐；下降见于红细胞增多症、白细胞增多症和一些蛋白质异常；下降同时也见于使用阿司匹林、可的松和奎宁时

注：①白细胞下降或血红蛋白下降：含氧量下降，运动耐力或耐力下降。
②白细胞升高提示感染。
③血小板下降：出血风险升高。

尿常规检查		
实验室检查	参考结果	偏差和原因
颜色或外观	清澈、黄色、浅黄色	明亮：尿液稀释 深色：脱水
比重	1.005～1.030	下降表示尿液稀释；升高表示尿液浓缩
pH	4.6～8.0	下降表示酸中毒，可能继发于酮症；升高表示碱中毒
葡萄糖	阴性	异常血糖
白细胞酯酶	阴性	阳性表示尿路感染
亚硝酸盐	阴性	阳性：尿路感染
酮体	阴性	阳性：血糖失衡
蛋白质	2～8 mg/dl	升高提示肾功能下降
渗透压	300～900 mOsm/kg	显示稀释的尿液与浓缩的尿液 升高表示脱水、下降提示流体超载
白细胞	3～4 个	升高表示有尿路感染
红细胞	1～2 个	升高提示对肾小管造成明显的损害
晶体	很少 / 阴性	阳性提示有肾结石存在
红细胞或白细胞管型	阴性	阳性提示上尿路感染

脑脊液分析

实验室检查	参考值
压力	50～180 mmH$_2$O
外观	清洁、透明、无色
总蛋白	15～45 mg/dl
前白蛋白	2%～7%
白蛋白	56%～76%
α1 球蛋白	2%～7%
α2 球蛋白	4%～12%
β 球蛋白	8%～18%
γ 球蛋白	3%～12%
寡克隆区带	无
免疫球蛋白 G	< 3.4 mg/dl
葡萄糖	500～800 mg/dl
细胞计数	白细胞 0～5，无红细胞
氯化物	118～132mmol/L
乳酸脱氢酶	10% 血清水平
乳酸	10～20 mg/dl
细胞学	无恶性细胞
细胞培养	无增长
革兰染色 *	阴性
墨汁染色 *	阴性
梅毒测试（VDRL）	无反应

注：* 严重时，革兰染色、墨汁染色或培养均呈阳性

药物水平（治疗水平或毒性水平）检查		
药物	**治疗**	**毒性**
对乙酰氨基酚	5～20 mg/L	>25 mg/L
胺碘酮	0.5～2.0 mg/L	>2.5 mg/L
卡马西平	4.0～12.0 μg/ml	>12 μg/ml
地高辛 / 拉诺辛 *	0.5～2.0 μg/L	>2.2 μg/L
苯妥英钠	10～20 μg/ml	>20 μg/ml
利多卡因	1.5～5.0 mg/L	>7.0 mg/L
锂	0.6～1.5 mEq/L	>1.5 mEq/L
硝普钠	<10 mg/dl	>10 mg/dl
苯巴比妥	15～40 μg/ml	>45 μg/ml
普鲁卡因酰胺	4～10 μg/ml	>15 μg/ml
奎尼丁	1.2～4.0 μg/ml	>5.0 μg/ml
水杨酸盐	20～25 mg/100ml	>30 mg/100ml
茶碱 †	10～20 mg/L	>20 mg/L

注： ① * 毒素水平：心律失常、心电图改变、恶心。

② † 茶碱水平：支气管扩张未达到治疗效果时下降。

酸碱平衡失调和解释				
实验室检查	动脉血酸碱度（pH）	动脉血二氧化碳分压（$PaCO_2$）	动脉血标准碳酸氢盐（HCO_3^-）	举例
失代偿性呼吸性酸中毒	< 7.35	>45	正常	急性呼吸衰竭
代偿性呼吸性酸中毒	正常	>45	> 26	代偿期呼吸衰竭
失代偿性代谢性酸中毒	< 7.35	正常	< 22	糖尿病酮症酸中毒
代偿性代谢性酸中毒	正常	<35	< 22	
急性呼吸性碱中毒	> 7.45	<35	正常	通气过度、疼痛增加
代偿性呼吸性碱中毒	正常	<35	< 22	
失代偿性代谢性碱中毒	> 7.45	正常	> 26	恶心、呕吐
完全代偿性代谢性碱中毒	正常	>45	> 26	

动脉血气分析

实验室检查	参考范围	偏离原因
动脉血酸碱度（pH）	7.35～7.45	升高（碱中毒） 代谢：钙离子增加、碱性物质过量、呕吐 呼吸：过度通气、肺栓塞 下降（酸中毒） 代谢：腹泻、肾衰竭、阿司匹林过量 呼吸：低通气、呼吸抑制、中枢神经系统抑制
动脉血氧分压（PaO_2）	75～100 mmHg	在肺部疾病、创伤或感染（缺氧）时升高；干扰氧气进入血液的因素；可能需要吸氧
动脉血二氧化碳分压（$PaCO_2$）	35～45 mmHg	下降提示低碳酸血症：患者可能过度换气或排出过多二氧化碳 升高提示高碳酸血症：患者的二氧化碳潴留
动脉血标准碳酸氢盐（HCO_3^-）	22～26 mmol/L	升高提示碱中毒：呼吸性酸中毒的代谢反应或原发性代谢紊乱（如呕吐） 下降提示酸中毒：对呼吸性碱中毒的代谢反应或原发性代谢紊乱（如糖尿病酮症酸中毒）
剩余碱	–2～+2 mmol/L	反映体内碳酸氢盐的浓度；大于 +3 或小于 –3 至关重要
血氧饱和度（SpO_2）	> 95%	下降间接提示血氧饱和度和动脉血氧分压值降低；小于 90% 时至关重要，需要吸氧

（廖曼霞　译，李　军　廖麟荣　霍　烽　王于领　审）

第十三章　药物

常见药物索引	
药物	分类
利塞膦酸钠	骨吸收阻滞剂
阿得拉	中枢神经系统兴奋剂
舒利迭	吸入型类固醇加支气管扩张剂
沙丁胺醇	支气管扩张剂
安必恩	镇静（睡眠药物）药
胺碘酮	抗心律失常药
氨氯地平（络活喜）	钙离子通道阻滞剂
多奈哌齐（安理申）	抗阿尔茨海默病药
阿替洛尔（天诺敏）	β 受体阻滞剂
新达舒（雷米普利）	血管紧张素转化酶抑制剂
伊班膦酸钠	骨吸收阻滞剂
维拉帕米（维尔宁）	钙离子通道阻滞剂
卡托普利	血管紧张素转化酶抑制剂
西乐葆	非甾体抗炎药
地尔硫草（恬尔心）	钙离子通道阻滞剂
卡维地洛	β 受体阻滞剂
香豆素	抗凝剂
苯妥英钠（大仑丁）	抗癫痫 / 惊厥药
得安稳（缬沙坦）	血管紧张素肾素阻滞剂
复合糠酸莫米松和福莫特罗富马酸吸入剂	类固醇加支气管扩张剂
艾斯能贴片	抗阿尔茨海默病药
拉诺辛（地高辛）	正性肌力药
来得时	长效胰岛素
来适泄	利尿剂
依地普仑	抗焦虑药

常见药物索引

药物	分类
立普妥	降血脂药
赖诺普利（利欣诺普）	血管紧张素转化酶抑制剂
氢可酮和对乙酰氨基酚片剂	镇痛药
依诺肝素	抗凝血药
鲁尼斯塔	镇静剂
普瑞巴林	抗惊厥药
美金刚（美金刚胺）	抗阿尔茨海默病药
萘普生	非甾体抗炎药
缓释烟酸	高密度脂蛋白升高药
硝酸甘油	硝酸盐：抗心绞痛药
奥施康定	镇痛药
帕罗西汀	抗焦虑抑郁药
盐酸羟考酮和对乙酰氨基酚片剂	镇痛药
异丙嗪	镇静剂／抗焦虑药
波立维	抗血小板药
泼尼松	类固醇：消炎药
思力华	支气管扩张剂
美托洛尔	β 受体阻滞剂
曲马朵	镇痛药
辛伐他汀（艾泽庭和舒降之）	降血脂药
酒石酸左旋沙丁胺醇	支气管扩张药

第十三章 药 物

抗阿尔茨海默病药

辛炔（Axona） 多奈哌齐（安理申） 加兰他敏（利忆灵） 美金刚（美金刚胺） 卡巴拉汀（艾斯能） 他克林（康耐视）	适应证：痴呆的管理 疗效：升高中枢神经系统内乙酰胆碱的量（抑制胆碱酯酶）；温度升高，能提高认知功能和生活质量 常见副作用：疲劳、头晕、头痛、腹泻、恶心、失禁、震颤、关节炎、肌肉痉挛 禁忌证：超敏反应 慎用：肝脏反应

抗贫血药

甲基雄烯二醇 色原 维生素 B_{12} 维生素 B_{12a} 叶酸 达伊泊汀 依泊亭（普罗克瑞） 诺龙（地塞米松） 羰基铁（费奥索） Ferracon Ferrex 150 富马酸亚铁（丰血灵） 葡萄糖酸亚铁 硫酸亚铁（施乐菲） 纳米氧化铁 Integra 铁（葡聚糖）	适应证：预防和治疗贫血 疗效：生产红细胞和血红蛋白 常见副作用： 1. 口服铁使四环素吸收下降 2. Vit E 与铁的反应下降 3. 苯妥英（抗惊厥药）使叶酸吸收下降 4. 达伊泊汀和依泊亭可能会使血液透析中肝素需求增加 其他副作用：头晕、头痛、恶心、呕吐 禁忌证：未诊断的贫血、未控制的高血压、溶血性贫血 慎用：在有过敏反应或过敏症患者中谨慎使用肠胃外铁剂

抗心绞痛药

硝酸盐
  硝酸异山梨酯
  速必瑞锭
  硝酸甘油
	硝酸盐
	适应证：治疗和预防心绞痛发作和急性心绞痛
	疗效：扩张冠状动脉；引起系统性血管舒张

抗心绞痛药	
β - 受体阻滞剂 　　阿替洛尔（天诺敏） 　　卡替洛尔 　　卡维地洛 　　拉贝洛尔 　　倍他乐克 　　纳多洛尔（康加尔多） 钙离子通道阻滞剂 　　氨氯地平（络活喜） 　　苄普地尔 　　地尔硫䓬（恬尔心） 　　维拉帕米（维尔宁）	常见副作用：硝酸盐会引起头痛，需要增强 　　耐受性 钙离子通道及 β 受体阻滞剂 适应证：心绞痛的长期管理 疗效： β 受体阻滞剂 降低心肌耗氧量：降低心率 钙离子通道阻滞剂 舒张动脉平滑肌（全身性） 常见副作用：低血压或头晕，尤其体位转换 　　时（体位性低血压） 禁忌证 / 慎用：钙离子通道阻滞剂及 β 受 　　体阻滞剂在高度心脏传导阻滞、心源性休克 　　和未补偿的心力衰竭时禁用
抗焦虑药	
苯二氮䓬类药物 　　阿普唑仑（赞安诺） 　　甲氨二氮䓬（利眠宁） 　　氯硝西泮（克诺平） 　　安定 　　依他普仑（立普能） 　　劳拉西泮（安定文） 　　咪达唑仑 　　奥沙西泮（舒宁）	适应证：焦虑症管理，一般性焦虑症；短 　　效，苯二氮䓬类药物；长效，丁螺环酮、 　　帕罗西汀、文拉法辛 疗效：一般中枢神经系统抑郁；苯二氮䓬类 　　药物，心理或躯体依赖
其他 　　丁螺环酮（布斯帕） 　　地文拉法辛（去甲文拉法辛） 　　多塞平（多虑平） 　　加巴喷丁 　　羟嗪（安泰乐 / 安太乐） 　　米氮平（瑞美隆） 　　奥卡西平（确乐多） 　　帕罗西汀 　　普鲁氯嗪（甲哌氯丙嗪） 　　文拉法辛（郁复伸）	常见副作用：日间昏睡；避免驾驶和其他需 　　要警觉性的活动 其他：头晕、嗜睡、视力模糊、低血压、药 　　物依赖 禁忌证：妊娠期或哺乳期，不受控制的剧烈 　　疼痛 慎用：避免酒精和其他中枢神经系统镇静剂

抗心律失常药

ⅠA 级 　双异丙吡胺（达舒平） 　莫雷西嗪（乙吗噻嗪） 　普鲁卡因胺 　奎尼丁 ⅠB 级 　利多卡因 　美西律 　苯妥英钠（大仑丁） 　妥卡尼（妥卡胺） ⅠC 级 　氟卡尼（律博克） 　普罗帕酮 Ⅱ级 　醋丁洛尔（醋丁酰心安） 　艾司洛尔（博立克） 　普萘洛尔（心得安） 　索他洛尔	适应证：抑制心律不齐 目标：症状减轻及改善血流动力学 按照对心脏传导阻滞的效果分类 疗效：ⅠA 级，降低 Na^+ 传导，增加动作电位和有效不应期，降低膜反应 疗效：ⅠB 级，增加 K^+ 传导，降低动作电位持续时间 ⅠC 级：慢传导，0 阶段降低 Ⅱ级：干扰 Na^+ 传导，抑制细胞膜，降低自动性，阻滞增加症状性活动 Ⅲ级：干扰去甲肾上腺素，增加动作电位和有效不应期 Ⅳ级：增加房室结有效不应期，钙离子通道阻滞
Ⅲ级 　胺碘酮（可达龙） 　多非利特（多非利特） 　伊布利特（依布利特） Ⅳ级 　地尔硫䓬（恬尔心） 　维拉帕米 　决奈达隆 其他 　腺苷 　阿托品 　地高辛	常见副作用：头晕，疲倦，头痛，恶心，失禁，口干，低血压，增加心律失常、心衰的症状和体征，低血糖，发热 禁忌证：二度或三度传导阻滞或心源性休克 慎用：口服给药前测量心尖脉冲（脉冲次数不少于 50 次／分）

抗哮喘药

支气管扩张剂 　沙丁胺醇（舒喘灵） 　肾上腺素 　福莫特罗（复理调） 　左旋沙丁胺醇	适应证：急性和慢性可逆性支气管狭窄的管理 目标：治疗急性发作，降低发病率及发病强度

抗哮喘药	
奥西那林 吡丁醇（吡布特罗） 沙美特罗（使立稳） 特布他林（布瑞平） **皮质类固醇** 　倍氯米松 　倍他米松 　布地奈德（普米克） 　可的松 　地塞米松 　氟尼缩松 　氟替卡松 　氢化可的松 　甲泼尼龙 　泼尼松 　曲安奈德 **组合** 　舒利迭（支气管扩张剂和 　吸入类固醇） 　可必特（2种支气管扩张药） 　Dulera（支气管扩张剂和 　类固醇） **白三烯受体拮抗剂** 　扎鲁司特（安可来） 　孟鲁斯特（顺尔宁） **肥大细胞稳定剂** 　色甘酸 　奈多罗米	**疗效**：支气管扩张剂及磷酸二酯酶抑制剂对 　细胞内 3,5-AMP 的产生或降低分解起作 　用；皮质类固醇降低气道炎症；白三烯受 　体拮抗剂降低引起支气管收缩的物质的 　水平 **常见副作用**：紧张、躁动、震颤、失眠、心 　悸、高血糖、心律失常 **皮质类固醇**：抑郁、欣快、人格变化、高血 　压、消化道溃疡、降低伤口愈合的速度、 　体重增加、类库欣病的外观 **禁忌证**：急性发作时勿用，长效肾上腺素、 　肥大细胞稳定剂和吸入糖皮质激素 **皮质类固醇**：不应突然停止使用；长期使用 　全身性类固醇皮质激素可能会降低骨骼和 　肌肉质量和需要加强血糖控制

抗胆碱药	
阿托品 苯托品 美必定 格隆溴铵 异丙托铵（定喘乐） 奥昔布宁 溴丙胺太林 东莨菪碱 适喘乐	**适应证**：心动过缓、支气管痉挛、晕动症引 　起的恶心和呕吐、降低胃分泌物活性、用 　于帕金森病 **疗效**：抑制乙酰胆碱，以及乙酰胆碱在节后 　胆碱能神经支配部位的作用 **常见副作用**：昏睡、口干、眼睛干涩、视力 　模糊、便秘、抑制其他药物的吸收，改变 　胃肠动力和转运时间

抗胆碱药	
托特罗定 苯海索	禁忌证：对老年和儿童患者更容易产生不良影响 慎用：有慢性肾、肝、肺或心脏疾病
抗凝剂	

香豆素（华法林）
磺达肝癸钠（戊聚糖钠）
达肝素钠（法安明）
达那肝素
依诺肝素
亭扎肝素（亭扎肝素钠）
阿加曲班
比伐卢定
来匹卢定
重组人抗凝血酶
抑凝安（普拉格雷）
针对房颤
  达比加群酯
  利伐沙班
  艾乐妥（阿哌沙班）
	适应证：预防与治疗血栓栓塞性疾病，如肺栓塞、房颤、静脉炎
	用于心梗的管理
	疗效：防止血块形成和延伸；首先使用肝素，起效迅速，紧接着是维持治疗
	常见副作用：头晕、出血、贫血、血小板减少
	禁忌证：不适用于凝血功能障碍、溃疡、恶性肿瘤、近期手术或活动性出血
	慎用：有出血增加风险的患者

抗痉挛药	

巴比妥类
  戊巴比妥
  苯巴比妥
苯二氮䓬类药物
  地西泮
其他
  乙酰唑胺
  卡马西平
  双丙戊酸钠
  加巴喷丁
  拉科酰胺（维帕特）
  苯妥英钠（大仑丁）
  普瑞巴林（乐瑞卡）
  丙戊酸钠
  氨己烯酸（喜保宁）
  唑尼沙胺
	适应证：减少癫痫发病率及严重程度
	疗效：抑制中枢神经系统的异常放电；提高癫痫发作阈值、改变神经递质水平、抑制运动皮层兴奋性或防止癫痫发作时电位活动的扩散
	常见副作用：共济失调、躁动、眼球震颤、复视、高血压、恶心、口味改变、厌食、粒细胞缺乏症、再生障碍性贫血、发热、皮疹、宿醉反应、恶心、低血压
	慎用：严重肝病或肾病、妊娠期或哺乳期

第十三章　药　物

抗抑郁药	
单胺氧化酶抑制剂 　苯乙肼（拿地尔） 　反苯环丙胺 血清再吸收抑制剂 　西酞普兰 　度洛西汀（欣百达） 　氟西汀（百优解） 　氟伏沙明（兰释） 　帕罗西汀（克忧果） 　舍曲林（左洛复） 三环素 　阿米替林（依拉维） 　阿莫沙平 　地昔帕明 　多虑平（神宁健） 　丙咪嗪（妥富脑） 　去甲替林 其他 　米氮平（瑞美隆） 　安非他酮（乐孚亭） 　奈法唑酮 　曲唑酮（盐酸曲唑酮缓释片） 　文拉法辛（郁复伸）	适应证：抑郁症 焦虑症（多虑平）、遗尿症（丙咪嗪）、慢性 　疼痛（阿米替林、多虑平、丙咪嗪、去甲 　替林）；戒烟（安非他酮）；暴食症（氟西 　汀）；强迫症（氟西汀、舍曲林）；广泛性 　焦虑症（文拉法辛、帕罗西汀） 疗效：防止通过突触前神经元再摄取多巴 　胺、去甲肾上腺素和 5-羟色胺 结果：神经递质累积。 大多数三环素：抗胆碱和镇静作用。 常见副作用：昏睡、失眠、眼睛干燥、口 　干、视力模糊、便秘、直立性低血压、 　头晕 禁忌证：过敏、青光眼、妊娠、哺乳、心肌 　梗死发作 慎用：有冠状动脉疾病、前列腺增生、滴尿 　法测试变慢的老年人
抗糖尿病药	
阿卡波糖 塞克洛瑟（溴隐亭） 格列美脲（亚莫利阿玛尔） 格列吡嗪（格力匹来） 格列苯脲（优降糖） 胰岛素 来得时（长效） 利拉鲁肽（诺和力） 二甲双胍（格华止） 米格列醇	适应证：控制血糖，管理糖尿病；物理治疗 　师应该知道这些药物的起效时间和峰值效 　应时间 疗效：降低血糖 常见副作用：低血糖。由于压力、感染、运 　动、饮食变化等而需要经常改变剂量 禁忌证：低血糖、过敏、感染、压力或饮食 　变化可能会改变剂量 慎用：老年人

抗糖尿病药	
那格列奈（唐力） 中效胰岛素 沙格列汀（安立泽） 吡格列酮（艾可拓） 瑞格列奈（诺和龙）	

抗真菌药	
两性霉素 卡泊芬净 氟康唑 灰黄霉素 伊曲康唑 酮康唑 特比萘芬	适应证：治疗真菌感染 疗效：杀死或阻止易感真菌的生长，影响真菌细胞膜通透性或蛋白质合成 常见副作用：皮肤过敏，增加感染风险 慎用：骨髓功能减退的患者，可能会加重减退骨髓功能

抗组胺药	
阿扎他定 溴苯那敏 西替利嗪（仙特明） 氯苯那敏（氯屈米通） 赛庚啶（佩你安） 氯雷替丁 羟嗪（安太乐） 氯雷他定（开瑞坦） 盐酸奥洛他定 异丙嗪（非那根）	适应证：缓解过敏症状（鼻炎、荨麻疹、血管性水肿），也用于过敏反应的辅助治疗 疗效：组胺对 H_1 受体的阻断作用 常见副作用：便秘、口干、干眼、视力模糊、镇静状态 禁忌证：过敏、闭角型青光眼、早产儿或新生儿 慎用：老年人、幽门梗阻、前列腺增生、甲状腺功能亢进、心血管和肝脏疾病

第十三章 药 物

抗高血压药	
血管紧张素转换酶抑制剂 　贝那普利 　卡托普利 　依那普利 　福辛普利 　赖诺普利 　莫西普利 　培哚普利 　喹那普利 　雷米普利（新达舒） 　群多普利	适应证：高血压的治疗，管理充血性心力衰竭，改善左心室功能不全 赖诺普利：用于预防偏头痛 疗效：降低血压，降低充血性心力衰竭的后负荷，缓解心衰的发展，增加心肌梗死后存活率，阻断血管紧张素Ⅰ→血管紧张素Ⅱ，激活血管舒张缓激肽 常见副作用：头晕、疲劳、头痛、皮疹、失眠、心绞痛、无力、咳嗽、低血压、味觉障碍、蛋白尿、阳痿、恶心、高钾血症、厌食、腹泻、中性粒细胞减少症 禁忌证：过敏、妊娠、血管性水肿 慎用：已知肝肾损害，低血容量，与利尿剂同时使用，老年人，主动脉狭窄，脑血管或心功能不全，血管性水肿家族史
血管紧张素Ⅱ受体拮抗剂 　坎地沙坦 　依普沙坦 　厄贝沙坦 　氯沙坦 　替米沙坦 　缬沙坦（代文）	适应证：高血压管理 疗效：降低血压；阻止血管紧张素Ⅱ在受体部位，如平滑肌及肾上腺的收缩血管的作用 常见副作用：头晕、疲劳、头痛、低血压、腹泻、药物引起的肝炎、肾衰竭、高钾血症 禁忌证：过敏、妊娠或哺乳期 慎用：充血性心力衰竭，体液容量或盐分不足，使用利尿剂，肾功能不全，梗阻性胆道疾病，年龄<18岁

第十三章 药物

抗高血压药	
β 受体阻滞剂：非选择性 卡替洛尔 卡维地洛 拉贝洛尔 纳多洛尔 喷布洛尔 吲哚洛尔 普萘洛尔 噻吗洛尔	适应证：高血压和心绞痛的管理，可能被用于预防心肌梗死 疗效：减低心率和血压 非选择性：阻断对 β_1 及 β_2 肾上腺素能受体的刺激 选择性：阻断对 β_1 肾上腺素能受体的刺激，对 β_2 受体没有作用
β 受体阻滞剂：选择性 醋丁洛尔 阿替洛尔 倍他洛尔 比索洛尔 美托洛尔	常见副作用：疲劳、虚弱、阳痿、焦虑、抑郁、精神状态改变、记忆力减退、头晕、嗜睡、失眠、视力模糊、紧张、噩梦、充血性心力衰竭、支气管痉挛（非选择性）、心动过缓、低血压、周围血管收缩、高血糖和低血糖、胃肠道紊乱 禁忌证：未补偿的充血性心力衰竭、肺水肿、心源性休克、心动过缓或心脏传导阻滞 慎用：肝肾损害、老年人、肺病、糖尿病、甲状腺毒症、过敏反应和妊娠
钙离子通道阻滞剂 氨氯地平（络活喜） 氯维地平（仅静脉注射） 地尔硫䓬（恬尔心） 非洛地平 伊拉地平 尼卡地平 硝苯地平（心痛定） 尼索地平 维拉帕米（卡兰/心舒平）	适应证：高血压疾病、心绞痛、血管痉挛（变异型心绞痛）的管理 疗效：全身血管扩张，降低血压；冠状血管扩张，频率和心绞痛发作减少。抑制 Ca^{2+} 运输至心肌和血管平滑肌的肌细胞 常见副作用：头痛、外周性水肿、头晕、疲劳、心绞痛、心动过缓、低血压、心悸、潮红、恶心 禁忌证：过敏和血压 < 90 mmHg，心动过缓，二度或三度房室传导阻滞或不完全充血性心力衰竭 慎用：严重肝损害、老年人、主动脉瓣狭窄、充血性心力衰竭史、妊娠、哺乳期或儿童

第十三章 药物

抗高血压药	
利尿剂 氯噻嗪（克尿塞） 氯噻酮（海固酮） 速尿（呋塞米） 氢氯噻嗪（双氢克尿塞） 吲达帕胺 美托拉宗	适应证：充血性心脏病或其他疾病导致的高血压和水肿的管理；保钾利尿剂且有较弱的降压作用；用于保 K^+ 疗效：增加泌尿系统中电解质和水的排泄 常见副作用：低钾血症、高尿酸血症、头晕、嗜睡、虚弱、低血压、厌食、高血糖症、脱水、低钠血症、肌肉痉挛，胰腺炎 禁忌证：过敏 慎用：肝肾疾病
其他 可乐定 多沙唑嗪 非诺多泮 胍那苄 胍那决尔 胍法辛 甲基多巴 米诺地尔 硝普盐 哌唑嗪 特拉唑嗪	适应证：高血压的基本治疗；治疗以最小副作用药物开始，添加更有效的药物来控制血压 疗效：降低舒张压至小于 90 mmHg 或至最低耐受水平，抗肾上腺素能（外周和中枢）及血管舒张 常见副作用：头晕、低血压、无力、口干、心动过缓、钠潴留、胃肠道问题 慎用：肾功能不全及未补偿的充血性心力衰竭

第十三章 药物

抗生素类	
氨基糖苷类 　庆大霉素 　卡那霉素 　新霉素 　链霉素 　妥布霉素 **头孢菌素** 　头孢羟氨苄（赛锋） 　头孢唑啉 　头孢呋辛酯（新菌灵） 　头孢氨苄 **氟喹诺酮类** 　环丙沙星 　依诺沙星（二甲基钴） 　加替沙星 　左氧氟沙星 **大环内酯类** 　阿奇霉素（希舒美） 　克拉霉素 　红霉素 **青霉素类** 　阿莫西林 　氨苄西林 **磺胺类药物** 　磺胺醋酰 　磺胺甲噁唑 **四环素类** 　多西环素 　米诺环素 　四环素 **其他** 　头孢洛林 　氯唑西林 　双氯西林 　萘夫西林 　万古霉素	适应证：治疗细菌感染 疗效：杀灭或抑制致病菌生长，对真菌和病 　　毒无效 常见副作用：腹泻、恶心、呕吐、皮疹、荨 　　麻疹、癫痫发作、头晕、嗜睡、头痛 禁忌证：对特定药物过敏 慎用：妊娠期或哺乳期，肝肾功能不足，长 　　期使用广谱抗生素可能导致真菌或耐药菌 　　感染

第十三章　药物

抗肿瘤药

烷化剂 　　白消安 　　苯丁酸氮芥 　　美法仑 　　丙卡巴肼 蒽环类 　　阿霉素 　　表柔比星 抗肿瘤抗生素 　　博来霉素 　　丝裂霉素 激素类抗肿瘤药 　　雌莫司汀 　　来曲唑 　　他莫昔芬 长春花生物碱 　　长春碱 　　长春新碱 其他 　　贴固守（格拉司琼） 　　奥法木单抗 　　普拉曲沙 　　罗米地辛 　　癌伏妥（依维莫司） 　　阿瓦斯丁（贝伐单抗） 　　去癌达（卡巴他赛） 　　普列威 　　贺乐维（甲磺酸艾日布林） 　　狄诺塞麦 　　普乐沙福 　　地加瑞克 　　苯达莫司汀 　　赫赛汀（曲妥珠单抗）	适应证：治疗实体瘤、淋巴瘤和白血病；经常联合其他药物 疗效：不同的药物有不同的作用；可能影响DNA的合成和功能，改变免疫功能和激素状态；可能影响肿瘤细胞以外的其他细胞 常见副作用：恶心、呕吐、脱发、贫血、白细胞减少症、血小板减少症、胃肠道疾病、肺纤维化、瘙痒、皮疹、关节痛、肌痛、发冷、发热、感染、热潮红 禁忌证：骨髓抑制史或过敏，妊娠期或哺乳期 慎用：有活动性感染、骨髓储备降低、接受放射疗法或患有使人衰弱的疾病的患者

抗帕金森病药

苯托品 比哌立登 溴隐亭 卡比多巴	适应证：退化、中毒、传染、肿瘤或药物等原因导致的帕金森病的治疗

抗帕金森病药	
恩他卡朋 左旋多巴 培高利特 普拉克索 罗匹尼罗 司来吉兰	疗效：减少僵硬和震颤；恢复主要神经递质间的平衡，乙酰胆碱和多巴胺；多巴胺减少导致胆碱能增加的活动
	常见副作用：视力模糊、眼干、口干、便秘、意识错乱、抑郁、头晕、头痛、镇静、无力
	禁忌证：闭角型青光眼
	慎用：严重心脏病，幽门梗阻，前列腺增生

抗血小板药	
阿司匹林 西洛他唑 氯吡格雷（波立维） 双嘧达莫（潘生丁） 埃替非巴肽 噻氯匹定（抵克立得） 替罗非班（艾卡特）	适应证：治疗与预防血栓栓塞事件（脑卒中、心肌梗死），双嘧达莫在心脏手术后使用
	疗效：抑制血小板聚集，抑制膦酸二酯酶
	常见副作用：头痛、头晕、低血压、心悸、心动过速、恶心、腹泻、胃炎、胃肠道出血
	禁忌证：过敏，胃溃疡，活动性出血，近期手术
	慎用：有出血风险的患者（手术或创伤），胃肠道出血或溃疡史

抗精神病药	
氯丙嗪 氯氮平 氟非那嗪 氟哌啶醇（好度） 奥氮平（再普乐） 普鲁氯嗪（康帕嗪） 喹硫平（思瑞康）	适应证：急性和慢性精神病的治疗；精神病相关的精神运动的治疗
	疗效：减少精神病的症状和体征；阻滞脑内的多巴胺受体；改变多巴胺释放和传递，外周抗胆碱能作用
	常见副作用：锥体外系反应、运动障碍、镇静、光敏性、视力模糊、眼睛干涩、口干、白细胞减少症、便秘、低血压

抗精神病药	
利培酮 硫利达嗪 三氟拉嗪 齐拉西酮（卓乐定）	禁忌证：过敏症，隅角闭锁性青光眼，中枢 　神经系统抑郁症 慎用：冠状动脉病，有严重疾病体质虚弱， 　糖尿病，呼吸功能不全，前列腺增生，肠 　梗阻
抗风湿药	
皮质类固醇 　倍他米松 　可的松 　地塞米松 　氢化可的松 　甲泼尼龙 　泼尼松 病症缓解性抗风湿药 　阿那白滞素 　硫唑嘌呤（依木兰） 　依那西普 　羟化氯喹 　英夫利昔 　来氟米特 　氨甲蝶呤 　青霉胺 非甾体抗炎药 　参见下面的非甾体抗炎药	适应证：风湿性关节炎导致的疼痛和肿胀的 　管理，减慢疾病的进展和关节损害；保持 　关节功能 疗效：非甾体抗炎药和皮质类固醇帮助消 　炎；病症缓解性抗风湿药抑制自身免疫反 　应（细胞介导的免疫力和改变抗体形成） 常见副作用： 类固醇：抑郁、恶心、欣快、厌食、高血 　压、肌肉萎缩、骨质疏松症、类库欣的 　外观、伤口愈合减慢、肾上腺抑制、人格 　变化、体液潴留 非甾体抗炎药：头晕、嗜睡、恶心、便秘、 　皮疹、心悸、出血时间延长 病症缓解性抗风湿药：贫血、白细胞减少 　症、厌食症、恶心、发冷、发热、皮疹、 　视网膜病变、雷诺现象 禁忌证：过敏；对阿司匹林过敏时勿用非甾 　体抗炎药；未经治疗的活动性感染勿用类 　固醇 慎用：胃肠道出血，糖尿病 病症缓解性抗风湿药：勿用于活动性感染、 　潜在的恶性肿瘤、不受控制的糖尿病

抗溃疡药 / 抗酸药	
抗酸剂 　氢氧化铝 　氢氧化铝镁 **抗感染药** 　阿莫西林 　克拉霉素 **组胺 H$_2$ 受体拮抗剂** 　西咪替丁（泰胃美） 　法莫替丁 　尼扎替丁 　雷尼替丁 **其他** 　埃索美拉唑（耐信） 　兰索拉唑 　水杨酸亚铋	**适应证**：治疗和预防消化性溃疡或胃食管反流病 **疗效**：对幽门螺杆菌的抗感染作用，抗酸剂可中和胃酸、保护溃疡表面免受进一步伤害 **常见副作用**：可能会干扰其他口服药物的吸收，意识错乱、头晕、嗜睡、精子数量减少、阳痿、口味改变、黑舌 **禁忌证**：过敏 **慎用**：肾功能不全，老年人
抗病毒药	
阿昔洛韦 金刚烷胺 西多福韦 二十二醇 泛昔洛韦 膦甲酸钠 更昔洛韦 奥司他韦 喷昔洛韦 利巴韦林 伐昔洛韦 缬更昔洛韦 阿糖腺苷 扎那米韦	**适应证**：阿昔洛韦，疱疹病毒和水痘；奥司他韦和扎那米韦，甲型流感；西多福韦、更昔洛韦、缬更昔洛韦、膦甲酸钠，巨细胞病毒；阿糖腺苷，眼科病毒 **疗效**：抑制病毒复制 **常见副作用**：阿昔洛韦可能导致中枢神经系统中毒；膦甲酸钠增加癫痫风险 **其他副作用**：头晕、头痛、恶心、腹泻、呕吐、寒战、疼痛、静脉炎、关节痛 **禁忌证**：过敏史 **慎用**：肾功能不全（剂量必须要调节）
骨吸收抑制剂	
阿仑膦酸盐（福善美） 依替膦酸盐（帝罗奈） 伊班膦酸盐（邦罗力） 帕米膦酸二钠（阿可达） 雷洛昔芬（易维特）	**适应证**：治疗和预防骨质疏松症 **疗效**：抑制骨吸收、抑制破骨细胞活性，与雌激素受体结合 **常见副作用**：腹痛、腹胀、便秘、腹泻、肌肉骨骼疼痛

骨吸收抑制剂	
利塞膦酸盐（安妥良） 唑来膦酸（密固达）	禁忌证：过敏症、低钙血症或有血栓栓塞史的女性 慎用：肾功能不全
中枢神经系统兴奋药	
安非他明（阿得拉） 右哌甲酯 右旋安非他命 哌甲酯（利他灵） 匹莫林	适应证：发作性睡病的治疗及多动症的管理 疗效：增加中枢神经系统中神经递质水平，刺激呼吸和中枢神经系统，增强运动和警觉性，减轻疲劳感 常见副作用：多动症、失眠、震颤、高血压、心悸、心动过速、厌食、便秘、口干、皮疹、过敏反应 禁忌证：过敏、妊娠期及哺乳期女性、过度兴奋状态 慎用：有精神患者人格或有自杀或杀人倾向且有周围神经病变，糖尿病，老年人
调节血脂药	
阿托伐他汀（立普妥） 考来烯胺（贵舒醇） 考来维仑 考来替泊 瑞舒伐他汀（可定） 非诺贝特（卓佳） 氟伐他汀（来适可） 二甲苯氧庚酸（诺衡） 洛伐他汀（美降脂） 烟酸（缓释烟酸） 匹伐他汀（力清之） 普伐他汀（帕瓦停） 辛伐他汀（舒降之） 维多灵 依泽替米贝	适应证：降血脂，降低动脉粥样硬化性周围血管病的发病率和死亡率 疗效：抑制胆固醇合成酶，结合胃肠道中的胆固醇 常见副作用：腹部不适、便秘、恶心、皮疹、与运动无关的肌肉疼痛；可能是药物中毒的迹象 禁忌证：过敏，完全性肠梗阻 慎用：便秘、肝病

非甾体抗炎药	
阿司匹林 塞来昔布 水杨酸胆碱 氟比洛芬 布洛芬 吲哚美辛 酮洛芬 萘丁美酮 萘普生 奥沙普秦 吡罗昔康 双水杨酯 舒林酸 托美丁 戊地昔布	适应证：骨关节炎、类风湿性关节炎，控制轻中度疼痛、发热及感染 疗效：镇痛、抗感染及退热；抑制前列腺素合成 常见副作用：头晕、嗜睡、恶心、便秘、心悸、皮疹、延长出血时间 禁忌证：对阿司匹林过敏者慎用非甾体抗炎药；有出血病史，包括胃肠道疾病和肝病、肾病与心血管疾病
镇痛药	

对乙酰氨基酚
  盐酸盐（及通安）
氨酚待因（泰勒诺与可待因）
对乙酰氨基酚／氢可酮／
  酒石酸氢盐（维柯丁）
对乙酰氨基酚／羟考酮
  盐酸盐
阿司匹林
酒石酸布托啡诺
第劳第拖（氢吗啡酮）
依托度酸
酒石酸氢可酮布洛芬
酮洛芬（奥鲁地）
萘普生
枸橼酸芬太尼（多瑞吉）
甲芬那酸
盐酸哌替啶
丁丙诺啡
酒石酸左啡烷（左吗喃）
	适应证：缓解各种原因导致的疼痛
	常见副作用：呼吸浅、心率慢、癫痫发作（抽搐）、皮肤发冷、出汗、意识错乱、严重虚弱、头晕或濒死感、恶心、呕吐、便秘、食欲不振、头痛、疲倦、口干、发痒
	慎用：可能形成依赖、损害判断，在做重大决定或开车时不能使用

第十三章 药 物

镇痛药	
硫酸吗啡 盐酸阿扑吗啡（纳布啡） 奥施康定（盐酸羟考酮） 酮咯酸 盐酸曲马朵	
周围动脉高血压药	
他达拉非 服疗能（依前列醇） 速必瑞锭 安贝生坦 曲前列尼尔 瑞肺得（西地那非） 全可利（波生坦） 曲前列环素 依前列醇 万他维	适应证：血管舒张药，放松平滑肌来增加特定部位的血流，尤其是外周动脉舒张 常见副作用：低血压、头晕、昏厥、视力改变
镇静剂	
安必恩（唑吡坦） 安泰乐（羟嗪） 劳拉西泮（氯羟去甲安定） 鲁米诺（苯巴比妥） 右佐匹克隆（艾司佐匹克隆） 耐波他（戊巴比妥） 非那根（异丙嗪） 速可眠（司可巴比妥）	适应证：治疗失眠或减轻焦虑症（劳拉西泮）；减慢大脑和（或）神经系统活动。可用于术前放松 常见副作用：胸痛、心动过速或心律不齐、气短、呼吸或吞咽困难、攻击性行为、幻觉、日间嗜睡、头晕或濒死感、虚弱、吸毒感、疲劳、协调障碍、口干、鼻咽炎症、恶心、便秘、腹泻、胃部不适、鼻塞、喉咙痛、头痛、肌肉疼痛

骨骼肌松弛剂	
巴氯芬 卡立普多 氯唑沙宗 环苯扎林 丹曲林 地西泮 美他沙酮 美索巴莫 奥芬那君	适应证：管理脊髓损伤后痉挛，缓解急性肌肉骨骼疾病中的疼痛 疗效：影响中枢神经系统（除丹曲林外），抑制脊髓反射，可能影响肠道和膀胱功能 常见副作用：恶心、头晕、嗜睡、疲劳、无力、便秘、高血糖症。可能会导致肌肉无力 禁忌证：用于痉挛影响功能性活动的患者 慎用：肝病

（欧阳卉熙　译，胡康杰　廖麟荣　霍　烽　王于领　审）

第十三章　药　物

第十四章　健康筛查和干预

医学健康筛查		
类型	推荐检查	建议
乳腺癌筛查	自我检查 乳房临床检查	每月 1 次 年龄 20~39 岁，2~3 年 1 次 年龄 > 39 岁，每年 1 次
	乳房 X 线检查	年龄 > 39 岁，每年 1 次 既往有乳腺癌病史，有明确基因突变和（或）乳腺癌家族史的女性，应在 40 岁前检查乳房 X 线片，并进行超声和（或）MRI 检查
	基因检测	有明确的乳腺癌或卵巢癌家族史
心血管疾病筛查	体力活动适应能力问卷（PAR-Q） 胆固醇 甘油三酯 高密度脂蛋白（HDL） 低密度脂蛋白（LDL） 高密度脂蛋白 / 胆固醇风险比 血压检查 负荷试验 C 反应蛋白 伯克利实验室检查	运动前进行体力活动适应能力问卷 实验室检查：有家族史的患者 C 反应蛋白和伯克利实验室检查：有心脏病史的患者 负荷试验：出现症状或患病风险为中到高的人群
结肠癌筛查	结肠镜检查	50 岁时定期筛查（除非有家族史） 50 岁及以后每 10 年进行 1 次结肠镜筛查
	柔性乙状结肠镜检查 高敏性隐血试验	50 岁后每 5 年 1 次 50 岁后每年 1 次

医学健康筛查		
类型	推荐检查	建议
糖尿病筛查	血糖 糖化血红蛋白（HbA1c）	血压 > 135/80 mmHg 的成人需筛查是否有 2 型糖尿病
胃肠疾病筛查	总胆红素和直接胆红素 碱性磷酸酶 谷草转氨酶（GOT） 谷丙转氨酶（GPT） γ - 谷氨酰转肽酶（GGT） 乳酸脱氢酶（LDH） 白蛋白 总蛋白	只筛查有明确家族史或症状的患者
运动治疗筛查	心血管疾病筛查 肌肉骨骼功能障碍 神经肌肉障碍或平衡功能障碍	体力活动适应能力问卷和风险因素项目组合表 肌肉骨骼系统快速筛查 平衡功能快速筛查
肾功能筛查	血尿素氮（BUN） 肌酐 估算肾小球滤过率（eGFR） 磷 钠 钾 氯化物 钙 尿酸 镁	只筛查有明确的家族史、症状或并发其他可能影响肾功能的疾病的患者
卵巢癌筛查	血清 CA125 经阴道超声	针对高风险及有遗传风险的女性

第十四章 健康筛查和干预

医学健康筛查		
类型	推荐检查	建议
外周动脉疾病筛查	踝肱指数试验 周围血管疾病的危险因素分析	对患有其他心血管疾病和症状的患者进行筛查
前列腺癌筛查	直肠指检	年龄＞49岁的男性
	前列腺特异性抗原（PSA）	年龄＞49岁的男性每年1次前列腺特异性抗原检查；有家族史的患者可能更早开始
皮肤癌筛查	皮肤科医生对全身的痣进行检查	每年1次
甲状腺筛查	甲状腺素（T4）	证据不足，无法定期检查 若症状表明有潜在问题，则需筛查

15～69岁人群的体力活动适应能力问卷

1. __是 __否 　医生是否曾说过你患有心脏病并且只能做医生推荐的体力活动？

2. __是 __否 　在做体力活动时是否感到胸痛？

3. __是 __否 　在过去的一个月中，不做体力活动时是否有胸痛？

4. __是 __否 　是否因为眩晕而失去平衡或者曾经有过意识丧失？

5. __是 __否 　是否有因体力活动变化而加重的骨或关节问题（如背、膝或髋）？

6. __ 是 __ 否　　目前是否因为血压和心脏病而正在服药（如利尿剂）？

7. __ 是 __ 否　　还有其他不能进行体力活动的原因吗？

若在上述任何问题中，有回答为"是"：

■ 在你增加体力活动或者进行体能评估前要电话或者亲自见医生，告诉他你体力活动适应能力问卷中回答为"是"的问题

■ 你可以做任何你想做的活动，只要你慢慢开始并逐渐增加。或者，你可以将你的活动限制在对你安全的活动上。和医生谈谈你想参加的活动，并听从医生建议。

■ 找出那些对你是安全的和有帮助的社区活动项目。

若在上述问题中，你所有的答案均为"否"：*

■ 开始增加体力活动——慢慢开始并逐步增加，这是最安全和最简单的方法。

■ 进行体适能评估——这是确定你的基本健康状况非常好的方式，让你可以制订让自己生活更有活力的最佳计划。同样，强烈建议你进行血压测量，如果读数超过 144/94 mmHg，在开始增加体力活动前需和医生沟通。

---

* 若感觉不舒服或妊娠（可能），延迟开始训练项目。

　惠允引自 Canadian Society for Exercise Physiology, www.csep.ca. Arraix et al, 1992. Reading, 1992.

腰部及核心区的训练推荐

个体化的项目是最好的；每个人都有不同的柔韧性、肌力和力学对线。但是，建议初学者进行以下训练，以防止腰部受伤。

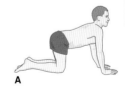

A

1. 屈曲或伸展循环动作。
2. 髋和膝的活动性训练以放松关节囊。
3. 在脊柱保持在中立位时强化腹部前面的肌肉。
4. 对腰部侧方肌肉（腰方肌和腹壁）进行肌力训练。
5. 伸肌肌力训练。
6. 稳定性训练，包括骨盆后倾。

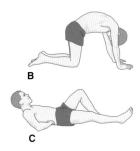

腹肌耐力筛查：患者在 1 分钟内进行 25 次部分卷腹。
上肢肌力筛查：1 分钟内俯卧撑的次数。

腰部运动计划需要注意的事项

■ 应该每天进行这些训练
■ 进行这些训练时不应有任何疼痛
■ 同时进行肌力训练、有氧运动和心血管相关的运动
■ 不建议在早上起床后马上进行这些锻炼，因为椎间盘滑液可能较少

惠允引自 McGill, 1998.

心脏病风险分级			
项目	低风险	中风险	高风险
心脏病危险因素	无症状，总风险因子 ≤ 1	总风险因子 ≥ 2	有症状或已知的心脏、肺部或代谢性疾病

心脏病风险分级			
项目	低风险	中风险	高风险
训练前的医学检查和运动平板试验	中等强度锻炼：没必要行该检查 剧烈锻炼：没必要行该检查	中等强度锻炼：没必要行该检查 剧烈锻炼：建议行该检查	中等强度锻炼：建议行该检查 剧烈锻炼：建议行该检查
医生监督下运动测试	次极量：没必要行该检查 极量：没必要行该检查	次极量：没必要行该检查 极量：建议行该检查	次极量：建议行该检查 极量：建议行该检查

惠允引自 ACSM Guidelines for exercise testing and prescription, ed. 7. Lippincott Williams &Wilkins, Philadelphia, 2006.

心脏病和肺功能障碍的危险因素分析：见心脏章节

急性风险因素：冠心病或动脉粥样硬化

- 同型半胱氨酸
- C 反应蛋白
- 脂蛋白（a）
- 溶栓因子（检查血浆凝血酶原时间或活化部分凝血活酶时间值）
- 内皮功能障碍（动脉或小动脉反应性增加：血管痉挛或内源性舒张因子释放增加，导致低密度脂蛋白增加黏附和动脉粥样硬化）
- 肥胖
- 甘油三酯升高
- 高胰岛素血症
- 葡萄糖不耐受症
- 高密度脂蛋白减少
- 代谢综合征：以下 3 种及以上
  - 胰岛素抵抗
  - 尿酸代谢异常
  - 血浆尿酸浓度升高
  - 尿酸的肾脏清除率下降

1. 在过去的 4 周中，你有多少时间感到呼吸急促？
( ) 无（0）
( ) 很少（0）
( ) 有时（1）
( ) 大部分时间（2）
( ) 一直（2）

2. 你有没有咳出过什么"东西"，如黏液或痰？
( ) 无，从来没有（0）
( ) 只有在偶尔感冒或肺部感染时（0）
( ) 有，1 月中有几天（1）
( ) 有，1 周中的大部分天数（1）
( ) 有，每天（2）

3. 请选择对你过去 12 个月描述最恰当的答案。因为呼吸问题，过去常做的事我做得少了。
( ) 强烈不同意（0）
( ) 不同意（0）
( ) 不确定（0）
( ) 同意（1）
( ) 非常同意（2）

4. 你这辈子是否抽过至少 100 支香烟？
( ) 否（0）
( ) 是（2）
( ) 不知道（0）

5. 你的年龄是多少？
( ) 35～49 岁（0）
( ) 50～59 岁（1）
( ) 60～69 岁（2）
( ) 70 岁以上（2）

将问题 1 至问题 5 的得分相加得到相应的分数。

总分 =

若总分 ≥ 5，则表示你的呼吸问题的原因可能是慢性阻塞性肺疾病（COPD）。

0～4 分 = 慢性阻塞性肺疾病（COPD）的风险低

Epworth 嗜睡量表 *

与仅感到疲倦相比，在以下情形时你打瞌睡或睡着的可能性有多大？

请使用以下量表中最合适的数字来描述每种情况，尽量回答所有问题	
0 = 从不打瞌睡　　　　　　　2 = 可能性一般	
1 = 可能性很小　　　　　　　3 = 可能性很大	
情形	打瞌睡的可能（0~3）
坐着阅读时	
看电视时	
在公共场所（如电影院或开会）坐着不动时	
作为乘客连续乘车 1 小时时	
条件允许的情况下躺下午休时	
坐着和其他人谈话时	
午餐没喝酒，餐后安静坐着时	
在车内因堵车而停留数分钟时	
总分	
分数：0~24 分，分数越高，嗜睡程度越大。正常范围：0~10 分	

注：* 惠允引自 Dr. Murray Johns mjohns@optalert.com

基于体重的基础代谢率预测公式			
男性		女性	
年龄/岁	基础代谢率（kcal/d）	年龄/岁	基础代谢率（kcal/d）
18～30	15.3 × 体重（kg）+679	18～30	14.7 × 体重（kg）+496
30～60	11.6 × 体重（kg）+879	30～61	8.7 × 体重（kg）+829
> 60	13.5 × 体重（kg）+487	> 61	10.5 × 体重（kg）+596

注：1kcal=4.19kJ。

减肥计划的主要组成部分	
总热量	女性：不低于 1200kcal/d 男性：不低于 1500kcal/d
脂肪	脂肪提供的热量应该在总热量中 < 30%，降低饱和脂肪酸与反式脂肪酸
蛋白质	20%～25%，不低于 75 g/d
碳水化合物	50%，不少于 5 份水果和蔬菜，降低单糖，升高多糖（淀粉）
膳食纤维	每天 20-30 g，应该从食物中摄取
水	不少于 1L/d
酒精	限制摄入

理想健康状况的干预措施	
干预措施	结果
疫苗	预防疾病
日常饮食	降低肥胖风险及与肥胖相关疾病，如糖尿病、心血管疾病等
运动	维持正常体重、有氧代谢能力、柔韧性和降低疾病风险

理想健康状况的干预措施	
干预措施	**结果**
防晒霜	预防晒伤 预防皮肤癌
使用安全带	在车祸中保护头部和预防其他严重的损伤或者死亡
工作场所的人体工效学改造和调整	预防职业相关损伤，如腕管综合征、背部和颈部的损伤
包括家族史在内的风险因素评估	预防疾病或在潜在损害或功能障碍之前及早发现疾病
根据年龄进行相应的体检	预防疾病
皮肤检查	预防及早期发现皮肤癌
使用头盔	预防脑震荡：用于头部损伤风险较高的活动，如某些特定的运动、摩托等

健康物理治疗实践模式指南	
模式	**描述**
4A	降低骨质流失的风险及一级预防
5A	降低平衡丧失及跌倒的风险及一级预防
6A	降低心血管疾病及肺病病的风险及一级预防
7A	降低皮肤功能障碍的风险及一级预防

第十四章　健康筛查和干预

Agency for Healthcare Research and Quality, Classifi cation Guidelines, Rockville, MD, http://www.ahrq.gov/2012

American Medical Association. Current Procedural Terminology, http://ama-assn.org/ama/pub/physician-resources/solutions-managing-your-practice/coding-billing-insurance/cpt.page?, 2011.

American Physical Therapy Association. Defensible Documentation for Patient/Client Management. Alexandria, VA, http://apta.org/Documentation/Defensible Documentation/ 2012

American Physical Therapy Association. Guide to Physical Therapist Practice, ed. 2. *Phys Ther* 2001:81;9–744.

Arraix GA, Wigle DT, Mao Y. Risk assessment of physical activity and physical fi tness in the Canada Health Survey Follow-Up Study. *J. Clin. Epidemiol* 1992:45:419–428.

Calisir C, Yavas US, Ozkan IR, et al. Performance of the Wells and revised Geneva scores for predicting pulmonary embolism. *Eur J Emerg Med* 2009;16:49–52.

Centers for Medicare and Medicaid Services. Medicare Coverage Database. cms.hhs.gov/mcd/search.asp;aacvpr.org

Dole RL, Chafetz R. *Pediatrics Rehabilitation Notes*. Philadelphia: FA Davis, 2010.

Filipek et al. The screening and diagnosis of autistic spectrum disorders. *J Autism Develop Disorder* 1999 Dec;29(6):439–84.

Greenspan S. I. & Wieder, S. A functional developmental approach to autism spectrum disorders. Journal of the Association for Persons with Severe Handicaps (JASH), 1999;24 (3); 147–161.

Guccione, A. *Geriatric Physical Therapy*, ed. 3. Elsevier-Mosby: St. Louis, 2012.

Gulick D. *Ortho Notes*, ed. 2. F.A. Davis: Philadelphia; 2009, p. 133.

Hartman K. Outcomes of routine episiotomy. *JAMA* 2005;293:2141.

Klok FA, Kruisman E, Spaan J, et al. Comparison of the revised Geneva score with the Wells rule for assessing clinical probability of pulmonary embolism. *J Thromb Haemost* 2008;6:40–44.

Le Gal G, Righini M, Roy RM, et al. Prediction of pulmonary embolism in the emergency department: The revised Geneva score. *Ann Intern Med* 2006;144:165–171.

McGill SM. Low back exercises: Evidence for improving exercise regimens. *Phys Ther* 1998;78;7:754.

Ozer M, Payton O, Nelson C. *Treatment Planning for Rehabilitation: A Patient-Centered Approach*. McGraw-Hill, New York, 2000, pp. 37, 60.

Ozonoff S. (2003). Early identifi cation of autism. M.I.N.D. Summer Institute on Neurodevelopmental Disorders, Sacramento, CA.

Thomas S, Reading J, Shephard RJ. Revision of the Physical Activity Readiness Questionnaire (PAR-Q). *Can J Sport Sci* 1992;17:4 338–345.

World Health Organization. International Statistical Classifi cation of Diseases, ed. 10. Geneva: 2010. http://apps.who.int/classifi cations/icd10/browse/2010/en

索引

索引

索引

索引

索引